BIOQUÍMICA
Práticas Adaptadas

BIBLIOTECA BIOMÉDICA

"Uma nova maneira de estudar as ciências básicas, na qual o autor brasileiro e a nossa Universidade estão em primeiro lugar"

ANATOMIA HUMANA
Ary Pires – Anatomia da Cabeça e do Pescoço
Dangelo e Fattini – Anatomia Básica dos Sistemas Orgânicos, 2ª ed.
Dangelo e Fattini – Anatomia Humana Básica, 2ª ed.
Dangelo e Fattini – Anatomia Humana Sistêmica e Segmentar, 3ª ed.
Di Dio – Tratado de Anatomia Aplicada (coleção 2 vols.)
  Vol. 1. Princípios Básicos e Sistemas: Esqueléticos, Articular e Muscular
  Vol. 2. Esplancnologia
Platzer – Atlas de Anatomia Humana – Indicado para os Cursos Básicos de Reabilitação, Fisioterapia, Educação Física e Medicina
  Vol. 1. Aparelho de Movimento
  Vol. 2. Esplancnologia
Severino – Sinopses Anatômicas, 2ª ed.

ANATOMIA ODONTOLÓGICA
Ary Pires – Anatomia da Cabeça e do Pescoço
Cesar Costa – Fundamentos de Anatomia para o Estudante de Odontologia

BIOESTATÍSTICA
Sounis – Bioestatística

BIOFÍSICA
Ibrahim – Biofísica Básica, 2ª ed.

BIOLOGIA
Sayago – Manual de Citologia e Histologia para o Estudante da Área da Saúde

BIOQUÍMICA
Mastroeni - Bioquímica - Práticas Adaptadas
Varga e Monte – Fundamentos de Bioquímica Experimental
Vieira – Bioquímica Celular e Biologia Molecular
Vieira – Química Fisiológica, 2ª ed.

BOTÂNICA E FARMACOBOTÂNICA
Oliveira e Akisue – Farmacognosia
Oliveira e Akisue – Fundamentos de Farmacobotânica
Oliveira e Akisue – Práticas de Morfologia Vegetal

EMBRIOLOGIA
Doyle Maia – Embriologia Humana
Romário – Embriologia Humana
Romário – Embriologia Comparada e Humana, 2ª ed.

ENTOMOLOGIA MÉDICA E VETERINÁRIA
Marcondes – Entomologia Médica e Veterinária

FISIOLOGIA • PSICOFISIOLOGIA
Glenan – Fisiologia Dinâmica
Lira Brandão – As Bases Psicofisiológicas do Comportamento, 2ª ed.

GENÉTICA E EVOLUÇÃO
Carvalho Coelho – Fundamentos de Genética e Evolução

HISTOLOGIA HUMANA
Glerean – Manual de Histologia – Texto e Atlas
Lycia – Histologia – Conceitos Básicos dos Tecidos
Motta – Atlas de Histologia

IMUNOLOGIA
Lucyr Antunes – Imunologia Básica
Lucyr Antunes – Imunologia Geral
Roitt – Imunologia

MICROBIOLOGIA
Ramos e Torres – Microbiologia Básica
Soares e Ribeiro – Microbiologia Prática: Roteiro e Manual – Bactérias e Fungos
Trabulsi – Microbiologia, 5ª ed.

MICROBIOLOGIA DOS ALIMENTOS
Gombossy e Landgraf – Microbiologia dos Alimentos

MICROBIOLOGIA ODONTOLÓGICA
De Lorenzo – Microbiologia para o Estudante de Odontologia

NEUROANATOMIA
Machado – Neuroanatomia Funcional, 3ª ed.

NEUROCIÊNCIA
Lent – Cem Bilhões de Neurônios – Conceitos Fundamentais de Neurociência

PARASITOLOGIA
Cimerman – Atlas de Parasitologia Humana
Cimerman – Parasitologia Humana e Seus Fundamentos Gerais
Neves – Atlas Didático de Parasitologia
Neves – Parasitologia Dinâmica
Neves – Parasitologia Humana, 10ª ed.

PATOLOGIA
Gresham – Atlas de Patologia em Cores – a Lesão, a Célula e os Tecidos Normais,
  Dano Celular: Tipos, Causas, Resposta-Padrão de Doença
Montenegro – Patologia – Processos Gerais, 5ª ed.

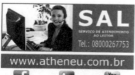

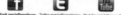

**SENHOR PROFESSOR, PEÇA O SEU EXEMPLAR GRATUITAMENTE PARA FINS DE ADOÇÃO.
LIGAÇÃO GRÁTIS - TEL.: 0800-267753**

BIOQUÍMICA
Práticas
Adaptadas

Marco Fabio Mastroeni

Biólogo pela Universidade Federal de Santa Catarina. Mestre em Ciência e Tecnologia de Alimentos pela Universidade Federal de Viçosa. Doutor em Saúde Pública pela Universidade de São Paulo. Professor do Programa de Mestrado em Saúde e Meio Ambiente da Universidade da Região de Joinville, UNIVILLE. Professor de Bioquímica do Curso de Biologia, UNIVILLE. Professor de Bioquímica do Curso de Nutrição da Associação Educacional Luterana BOM JESUS-IELSUC. Coordenador do Grupo "Biossegurança e Saúde Pública".

Regina Maria Miranda Gern

Engenheira de Alimentos pela Universidade Federal de Santa Catarina, UFSC. Mestre e Doutora em Engenharia Química pela UFSC. Professora de Bioquímica dos Cursos de Biologia, Odontologia, Farmácia e Engenharia Ambiental da Universidade da Região de Joinville, UNIVILLE. Pesquisadora do Grupo Lattes "Processos Biotecnológicos".

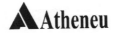

EDITORA ATHENEU

São Paulo — Rua Jesuíno Pascoal, 30
Tels.: (11) 6858-8750
Fax: (11) 6858-8766
E-mail: edathe@terra.com.br

Rio de Janeiro — Rua Bambina, 74
Tel.: (21) 3094-1295
Fax: (21) 3094-1284
E-mail: atheneu@atheneu.com.br

Ribeirão Preto — Rua Barão do Amazonas, 1.435
Tel.: (16) 3323-5400
Fax: (16) 3323-5402
E-mail: editoratheneu@netsite.com.br

Belo Horizonte — Rua Domingos Vieira, 319 — Conj. 1.104

PLANEJAMENTO GRÁFICO/CAPA: Equipe Atheneu
EDITORAÇÃO ELETRÔNICA: Thalita Aragão Ramalho
PRODUÇÃO EDITORIAL: Ana Paula Aquino

Dados Internacionais de Catalogação na Publicação (CIP)
(Câmara Brasileira do Livro, SP, Brasil)

Mastroeni, Marcos Fábio
    Bioquímica: Práticas Adaptadas / Marcos Fábio
Mastroeni, Regina Maria Miranda Gern. - - São Paulo:
Editora Atheneu, 2008

    Bibliografia.
    ISBN 978-85-7379-973-6

    1. Bioquímica - Manuais de laboratório. I. Gern,
Regina Maraia Miranda. II. Título

08-00730   CDD-572.078

Índices para catálogo sistemático:
1. Bioquímica : Práticas de laboratório:
Ciências da vida   572.078

MASTROENI, M. F.; GERN, R. M. M.
Bioquímica - Práticas Adaptadas.

©*Direitos reservados à EDITORA ATHENEU — São Paulo, Rio de Janeiro, Ribeirão Preto,*
Belo Horizonte, 2008

Apresentação

Grande parte dos cursos de saúde, se não a totalidade, apresenta a disciplina de bioquímica em sua grade curricular. Independente do curso, a inserção de atividades práticas ao longo da disciplina permite que o aluno possa relacionar a teoria fornecida em sala de aula à prática desenvolvida no laboratório. Essa característica é fundamental para a melhor compreensão do tema, além de estimular o aluno a estudar. Normalmente, as práticas desenvolvidas estão relacionadas com atividades do cotidiano, como composição de alimentos, análise de metabólitos do organismo humano, entre outras, que identificam a importância do tema abordado pelo professor.

Este livro surgiu a partir de algumas aulas práticas já desenvolvidas na Universidade da Região de Joinville, UNIVILLE, e da adaptação de outras práticas desenvolvidas por outras instituições. Um aspecto importante abordado no livro diz respeito à geração de resíduos, calculados para cada aula prática apresentada.

Apesar de não ser uma habitual, qualquer atividade prática deve fornecer o volume de resíduos gerados de forma a se desenvolverem os procedimentos necessários para seu controle. Além de contribuir para o programa de gerenciamento de resíduos da instituição, o cálculo dos resíduos gerados por atividade prática permite ao professor adequar sua aula de forma a minimizar os resíduos de laboratório, por exemplo, diminuindo o volume das soluções utilizadas.

Acreditamos que este livro servirá para que professores, técnicos de laboratórios e alunos possam conduzir com qualidade suas atividades em laboratórios de bioquímica e garantir o ensino de forma participativa.

Sumário

1 Introdução ao Laboratório de Bioquímica   1

Prática 1: Manuseio de frascos e equipamentos   5

2 Técnicas em Bioquímica   9

Prática 2: Determinação do espectro de absorção de corantes e construção de uma curva-padrão   13

Prática 3: Fracionamento molecular por cromatografia   18

3 A Importância do pH nos Fluidos Biológicos   23

Prática 4: Efeito da solução-tampão   26

4 Aminoácidos   31

Prática 5: Curva de titulação da glicina   35

5 Proteínas   39

Prática 6: Trabalhando com proteínas   41

Prática 7: Determinação da concentração de proteínas   49

6 ENZIMAS 55

Prática 8: Caracterização de enzimas 58

Prática 9: Influência da concentração de
substrato na velocidade da reação 63

7 CARBOIDRATOS 69

Prática 10: Separação de carboidratos por
cromatografia em camada delgada 75

Prática 11: Determinação da concentração
de glicose pelo método GOD/POD 81

Prática 12: Crescimento celular de *S. cerevisiae*
em aerobiose e anaerobiose 84

8 LIPÍDEOS 91

Prática 13: Caracterização de lipídeos 95

Prática 14: Determinação da concentração
do colesterol total no soro 101

9 ÁCIDOS NUCLÉICOS 109

Prática 15: Extração de DNA de *Escherichia coli* 113

Prática 16: Extração de DNA de cebola 115

ÍNDICE REMESSIVO 119

Introdução ao Laboratório de Bioquímica

Capítulo 1

VISÃO GERAL

O laboratório de bioquímica, assim como qualquer outro laboratório de ensino ou pesquisa, abrange um grande número de equipamentos, materiais e reagentes utilizados com freqüência no desenvolvimento das atividades de trabalho. Nesse ambiente, vários riscos são inerentes às atividades desenvolvidas e, dessa forma, merecem atenção especial.

Tão importante quanto o conhecimento dos equipamentos, materiais e reagentes é o conhecimento das Boas Práticas de Laboratório (BPL). As BPL são técnicas, normas e procedimentos de trabalho que visam a minimizar e a controlar a exposição dos indivíduos aos riscos relacionados com as suas atividades de trabalho. O uso das BPL é indispensável para a segurança do indivíduo, do produto que está manipulando e do ambiente em que trabalha, e deve constar na sua rotina de trabalho. As BPL devem fazer parte de uma consciência profissional de cada indivíduo, independente do grau de formação ou da hierarquia na instituição em que atua. Algumas BPL são listadas a seguir:

1. use sempre óculos de proteção (deve ser adquirido pelo aluno);
2. use sempre jaleco (avental) fechado na frente e somente dentro do laboratório;
3. seja consciente no desenvolvimento de suas atividades;
4. ao entrar no laboratório, desligue qualquer tipo de aparelho eletrônico que possa gerar distração ao longo das atividades práticas (celular, rádio, jogos eletrônicos etc.);
5. use sempre calçados fechados dentro do laboratório;
6. se possui cabelos longos, mantenha-os presos dentro do laboratório;
7. lave as mãos antes e após cada atividade;
8. nunca faça refeições dentro do laboratório;
9. não coce olhos, nariz, ouvido ou boca com as mãos calçando luvas;
10. jamais pipete com a boca qualquer tipo de produto, inclusive água. Utilize sempre os dispositivos mecânicos especialmente desenvolvidos para tal procedimento;
11. concentre-se na sua atividade. Evite conversar enquanto realiza alguma tarefa que exige atenção;
12. não manuseie maçanetas, telefones, puxadores de armários ou outros objetos de uso comum usando luvas durante a execução de suas atividades;

13. evite ao máximo a geração de aerossóis. Procure realizar movimentos leves quando estiver manuseando produtos que gerem aerossol;
14. mantenha seu jaleco sempre limpo. Caso o lave em casa, utilize Hipoclorito de Sódio a 1% para descontaminá-lo e lave-o separadamente de suas roupas de uso diário.

Lembre-se: seu conhecimento deve ir além do adquirido nas aulas práticas. Procure manter-se sempre atualizado buscando informações em livros e outras fontes de conhecimento.

PRINCIPAIS FRASCOS UTILIZADOS EM LABORATÓRIOS DE BIOQUÍMICA

Os principais frascos utilizados em um laboratório de bioquímica compreendem o becker, o erlenmeyer, o balão volumétrico, a proveta e os tubos de ensaio (Fig. 1.1).

O becker, o erlenmeyer e o tubo de ensaio são utilizados para mistura e, eventualmente, para estoque de soluções

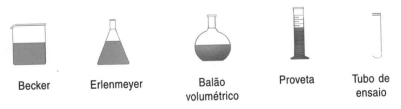

Becker   Erlenmeyer   Balão volumétrico   Proveta   Tubo de ensaio

Fig. 1.1 – Principais frascos utilizados em um laboratório de bioquímica.

(não mais do que uma semana). O balão volumétrico e a proveta são utilizados apenas para a mensuração de soluções, *jamais* para estoque. Ambos apresentam variações de volume conhecidas, dependendo da capacidade de cada frasco, que servem para calcular o erro quando se deseja medir cada solução. Por exemplo, a maioria dos balões volumétricos com capacidade para medir 25 mL possui uma variação conhecida, à temperatura ambiente (25°C), de 0,04 mL, ou seja, quando utilizado, pode-se estar medindo 24,96 mL ou 25,04 mL. Essa certeza na variação do volume utilizado é importante para mapear eventuais erros ocorridos em um determinado experimento.

Em que situações devem ser utilizados o balão volumétrico e a proveta?

O balão volumétrico deve ser utilizado apenas quando se deseja medir volumes exatos: 5, 10, 25, 50 mL etc., de acordo com a capacidade de cada balão. Já a proveta, deve ser utilizada preferencialmente quando se deseja medir volumes fracionados: 22,5; 35,3; 89,2 mL; etc. É importante lembrar que o menisco (Fig. 1.2) (curva da solução no

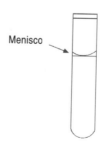

Fig. 1.2 – Visualização do menisco em tubo de ensaio.

frasco) deve estar posicionado sempre *acima* da marca que descreve o volume no frasco.

PRÁTICA 1

MANUSEIO DE FRASCOS E EQUIPAMENTOS

Introdução

Nessa atividade, o aluno irá manusear os principais frascos e equipamentos que serão utilizados nas aulas práticas da disciplina de Bioquímica. As funções e as aplicabilidades de cada equipamento serão abordadas ao longo das atividades desenvolvidas.

Objetivos

- Fornecer ao aluno conhecimento do uso dos principais frascos e equipamentos utilizados no laboratório de bioquímica.
- Ensinar normas básicas de biossegurança para uso em laboratório.

Material Utilizado por Equipe

- Espectrofotômetro.
- Agitador de tubos.
- 5 tubos de ensaio de 10 mL.
- 1 pipeta automática de 0,1 mL.
- 1 pipeta automática de 1 mL.
- 2 macropipetadores.
- 20 ponteiras de 0,1 mL.

- 20 ponteiras de 1 mL.
- 3 pipetas de vidro de 1 mL.
- 6 cubetas de plástico.
- Papel guardanapo macio;
- 1 frasco de 250 mL para descarte.
- 1 becker de 250 mL contendo 150 mL de água destilada.
- 1 balão volumétrico de 25 mL.
- 1 erlenmeyer de 50 mL.
- 1 proveta de 100 mL.
- 1 tubo de ensaio contendo 5 mL de azul de metileno (AM), identificado como tubo 1.
- 40 mL de água destilada.
- 1 grade para tubos.
- 1 pisseta com álcool 70%.
- Papel toalha.
- Pisseta com detergente para lavar as mãos.

Técnicas

Uso dos Frascos

1. Com o auxílio do papel toalha, descontaminar a bancada com álcool 70%.
2. Medir 25 mL de água destilada utilizando o balão volumétrico e a proveta.
3. Discutir a confiabilidade na medida de cada um dos frascos utilizados.

Exercício de Diluição

1. Numerar quatro tubos de 2 a 5 (no tubo 1, manter o AM sem diluição).

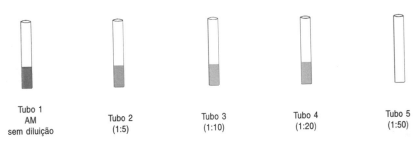

Fig. 1.3 – Esquema da diluição.

2. Para os tubos 2 a 5, preparar o AM nas seguintes diluições: 1:5; 1:10; 1:20 e 1:50, conforme esquema da Fig. 1.3, retirando o AM do tubo 1. Utilizar água destilada para diluição.
3. Após a diluição, homogeneizar os tubos no agitador.
4. Desenvolver outra forma de diluição, utilizando a seguinte regra:

Diluição = Volume final no tubo/Volume da amostra

Espectrofotometria

1. Limpar as cubetas com papel guardanapo macio cuidando para não riscá-las;.
2. Padronizar as cubetas separando as que possuem absorbância próxima. Esse procedimento é fundamental para evitar erros na leitura do espectrofotômetro.
3. Transferir 1 mL da solução de cada um dos tubos 1 a 5, previamente diluídos.
4. Zerar o espectrofotômetro com uma cubeta contendo somente água destilada.
5. Iniciar a leitura da absorbância em comprimento de onda de 590 nm. Atenção para o volume da solução na cubeta,

que não poderá ser inferior ao volume mínimo exigido. Para cubetas de 1,0 mL, colocar aproximadamente 1,3 mL da solução a ser analisada.

6. Anotar cada resultado e discutir.

Resíduo Gerado por Equipe

• 5 mL de azul de metileno.

BIBLIOGRAFIA

1. Mastroeni MF. Avaliação e manejo de riscos em laboratório biológico. In: Binsfeld PC (org). Biossegurança em biotecnologia. Rio de Janerio: Interciência, 2004; 368 p.

2. Mastroeni MF. Boas práticas em laboratórios e serviços de saúde. In: Mastroeni MF. (org). Biossegurança aplicada a laboratórios e serviços de saúde. São Paulo: Atheneu, 2005; 334 p.

3. Vidrarias. Disponível na Internet em: http://www.fc.unesp. br/lvq/prexp02.htm Acessado em 30 de janeiro de 2005.

Técnicas em Bioquímica

Capítulo 2

VISÃO GERAL

ESPECTROFOTOMETRIA

Quando uma radiação eletromagnética, por exemplo a luz visível, incide em uma solução, se os fótons da radiação têm energia adequada, a energia associada a essa radiação pode sofrer três diferentes tipos de variações:

- ser refletida nas interfaces entre o ar e a parede do frasco contendo a solução (cubeta);
- ser dispersa por partículas presentes na solução;
- ser absorvida pela solução.

Nas aplicações espectrofotométricas, quando se usa energia monocromática em um simples comprimento de onda (λ), a fração de radiação absorvida pela solução, ignorando perdas por reflexão, será função da concentração da solução e da espessura da solução. Portanto, a quantidade de energia transmitida diminui exponencialmente com o aumento da espessura atravessada — Lei de Lambert — e o aumento da concentração ou da intensidade de cor da solução — Lei de Beer. A relação entre energia emergente (I) e energia incidente (I_0) indica a transmitância (T) da solução. Em espectrofotometria, utiliza-se a absorbância (A) como a intensidade de radiação absorvida pela solução, seguindo as leis de Lambert-Beer e definida pela relação:

$$Absorbância \ (Abs) = - \ log \ Transmitância$$

Na Fig. 2.1, é possível identificar a distribuição das radiações eletromagnéticas na natureza pela ordem dos seus comprimentos de onda, constituindo o espectro eletromagnético.

A absorção seletiva da radiação por muitas substâncias é utilizada para a sua determinação quantitativa através de dosagens colorimétricas e espectrofotométricas. Para quantificarmos uma dosagem espectrofotométrica, utilizamos um aparelho analítico denominado espectrofotômetro, cuja representação esquemática encontra-se na Fig. 2.2.

A espectrofotometria é uma técnica analítica que avalia a capacidade dos solutos de absorver luz em comprimentos de onda específicos. A medida da luz absorvida permite inferir sobre a concentração do soluto em determinada solução ou material biológico. Compostos desconhecidos podem ser identificados por seus espectros característicos ao ultravioleta, visível ou infravermelho.

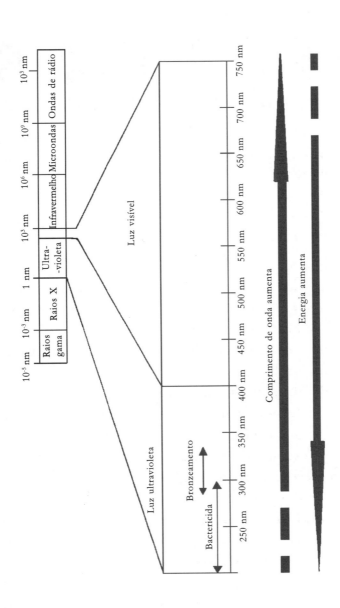

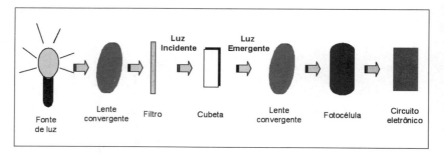

Fig. 2.2 – Representação esquemática do funcionamento de um espectrofotômetro.

Fracionamento

Para que possamos estudar uma biomolécula que se encontra no interior de uma célula, são necessários vários procedimentos metodológicos laboratoriais que, geralmente, iniciam com o rompimento celular. O produto da lise celular compreende um extrato que contém uma mistura de várias moléculas, as quais, para serem estudadas isoladamente, devem antes ser purificadas.

Existem diversas técnicas de isolamento de moléculas que podem ser utilizadas para purificar uma biomolécula. Em geral, a escolha da técnica dependerá das características da molécula a ser isolada, do material disponível no laboratório e do grau de purificação desejado.

Uma técnica bastante utilizada em bioquímica para separar biomoléculas é a cromatografia. A cromatografia pode utilizar diferentes propriedades da molécula para separá-la dos demais constituintes da solução, como: as diferenças de carga (cromatografia de troca iônica), as diferenças de polaridade (cromatografia de interação hidrofóbica), as diferenças de peso molecular (cromatografia de exclusão por tamanho ou peneira molecular) ou, ainda, a afinidade da molécula que se quer separar por outra molécula (cromatografia de afinidade).

De forma geral, a cromatografia é realizada em colunas cromatográficas "empacotadas" com um gel inerte (fase estacionária) sobre o qual é depositada a amostra a ser purificada. A amostra é, então, carreada ou eluída por um solvente, que pode ser líquido ou gasoso (fase móvel). À medida que a amostra atravessa a coluna, as diferentes moléculas contidas na amostra vão sendo separadas em função das diferentes propriedades de interações com o recheio ou com o gel da coluna.

PRÁTICA 2

Determinação do Espectro de Absorção de Corantes e Construção de uma Curva-Padrão

Introdução

A determinação da concentração de um soluto em uma solução-problema por espectrofotometria envolve a comparação da absorbância da solução-problema com uma solução de referência, na qual já se conhece a concentração do soluto. Em geral, é utilizada uma solução-padrão com diferentes concentrações (pontos), que tem sua absorbância determinada. Esses pontos são preparados diluindo-se a solução-padrão na proporção necessária para a obtenção das concentrações desejadas.

Com os valores de absorbância e de concentração conhecidos, pode-se traçar um gráfico cujo perfil é conhecido como "curva de calibração" ou "curva-padrão" (Fig. 2.3). Nesse gráfico, a reta, que deve passar obrigatoriamente pela origem, indica a proporcionalidade entre o aumento da concentração e da absorbância e a porção linear correspondente ao limite de sensibilidade do método espectrofotométrico para o soluto em questão.

Objetivos

- Determinar o espectro de absorção de soluções de azul de bromofenol (ABF) e metilorange (MO).
- Caracterizar o comprimento de onda (λ) onde ocorre absorção máxima.
- Construir uma curva-padrão para cada um dos corantes nos λs adequados.

Material por Equipe

- Espectrofotômetro.
- Agitador para tubos.
- 1 grade com oito tubos de ensaio de 10 mL.
- 1 pipeta automática de 1 mL, ou pêra automática.
- 20 ponteiras de 1 mL.
- 12 cubetas de plástico.
- Papel guardanapo macio.
- 1 frasco de 250 mL para descarte.
- 1 tubo contendo 9 mL de ABF a 0,01 mg/mL (diluir 1 mg de ABF em 100 mL de água).

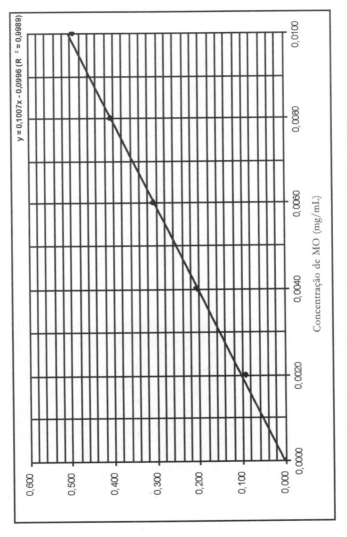

Fig. 2.3 – Exemplo de uma curva-padrão de MO.

- 1 tubo contendo 9 mL de MO a 0,01 mg/mL.
- 1 becker contendo 50 mL de água destilada.
- Papel toalha.
- Pisseta com detergente para lavar as mãos.

Técnica

1. Padronizar 12 cubetas separando as que possuem absorbância próxima utilizando $\lambda = 450$ nm.
2. Em uma cubeta, colocar aproximadamente 1,3 mL de MO 0,01 mg/mL.
3. Em outra cubeta, colocar aproximadamente 1,3 mL de ABF 0,01 mg/mL.
4. Utilizando água destilada como branco, calibrar o espectrofotômetro em T = 100% (Abs = 0).
5. Varrer o espectro com as duas soluções conforme esquema abaixo, *calibrando o espectrofotômetro com o branco em cada λ utilizado*:

λ (nm)	450	460	470	480	490	500
Absorbância MO						

λ (nm)	550	560	570	580	590	600
Absorbância ABF						

6. Selecionar o λ máximo de cada solução para a construção da respectiva curva-padrão.
7. Utilizando o λ máximo de cada solução, construir a curva-padrão para ABF e MO a partir da Tabela 2.1.

Dados para Construção das Curvas-Padrão de Metilorange e Azul de Bromofenol

Tubo	(mL)	H$_2$O (mL)	Diluição (vezes)	Abs (nm)	Concentração (mg/mL)
1 (branco)	-	2		0,000	0,00
2	0,5	2			
3	1	1,5			
4	1,5	1			
5	2	0,5			
6	2	-	-		0,01

Tubo	(mL)	H$_2$O (mL)	Diluição (vezes)	Abs (nm)	Concentração (mg/mL)
1 (branco)	-	2		0,000	0,00
2	0,5	2			
3	1	1,5			
4	1,5	1			
5	2	0,5			
6	2	-	-		0,01

8. Com os dados da Tabela 2.1, calcular quantas vezes cada tubo foi diluído utilizando a fórmula:

$$Diluição = Volume\ final/Volume\ da\ solução\text{-}mãe$$

9. Calcular a concentração das soluções de MO e ABF diluídas:

$$[\ ]_{MO\ ou\ ABF} = [\ ]_{solução\ mãe\ (0,01/mL)/diluição}$$

10. Lançar, em gráfico, as leituras de Absorbância (A) X Concentração (mg/mL).

11. Aplicar os dados à regressão linear, encontrando a equação da reta e o coeficiente de regressão linear (r^2).

Resíduos Gerados por Equipe

- 9 mL de metil orange 0,006 M.
- 9 ml de azul de bromofenol 0,06 M.

PRÁTICA 3

FRACIONAMENTO MOLECULAR POR CROMATOGRAFIA

Introdução

Nessa prática, poderemos observar a separação de dois pigmentos (antocianina e clorofila) contidos em um homogeneizado obtido após a maceração de folhas de manto-de-viúva (*Tradescantia purpurea*). Nesse processo, a antocianina (coloração roxa), localizada nos tonoplastos das células, é solubilizada na água acidulada, ao passo que os cloroplastos, que contêm a clorofila de coloração verde ligada à membrana tilacóide, permanecem intactos.

Objetivos

- Separar diferentes pigmentos contidos nas células de manto-de-viúva (*Tradescantia*).
- Demonstrar a eficiência dos géis na separação de moléculas de diferentes polaridades e pesos moleculares.

Material por Equipe

- 1 becker contendo 20 mL de água acidulada.
- 1 becker de 20 mL para coleta da amostra.
- 2 frascos eppendorff de 2 mL para coleta da amostra.
- 1 becker de 20 mL contendo 5 mL de uma solução de sílica em água acidulada (50% v/v).
- 2 folhas de manto-de-viúva (*Tradescantia*).
- 1 pipeta Pasteur.
- 1 pedaço de esponja de 1 x 1 cm.
- 1 suporte para a pipeta Pasteur.
- 1 gral.
- 1 pistilo.
- 2 conta-gotas.
- 5 mL de etanol comercial.
- 1 pipeta de 5 mL.
- 1 macropipetador.
- Papel toalha.
- Pisseta com detergente para lavar as mãos.

Preparo da Água Acidulada

1. Dissolver duas gotas de ácido acético – 3% para cada 100 mL de água.

Técnica

1. Colocar um pequeno pedaço de esponja na ponta da pipeta Pasteur.
2. Prender a pipeta (coluna) em um suporte para mantê-la na posição vertical.

3. Colocar um becker de 20 mL embaixo da pipeta.
4. Com um conta-gotas, adicionar a solução de sílica na pipeta, mantendo sempre agitada a solução contida no becker. A água da solução de sílica deve escorrer através da esponja e só a sílica deve se depositar na pipeta.
5. Colocar uma folha de manto-de-viúva em um gral.
6. Adicionar algumas gotas de água acidulada e esmagar a folha com um pistilo.
7. Com um conta-gotas, adicionar aproximadamente 1 mL do homogeneizado de manto-de-viúva (somente a parte líquida) na coluna.
8. Com auxílio de uma pipeta, adicionar a água acidulada na extremidade superior da coluna, observando o escorrimento de um líquido com coloração roxa pela sílica, enquanto uma porção de coloração verde se deposita na parte superior da coluna.
9. Recolher o líquido de coloração roxa em um frasco eppendorff.
10. Adicionar etanol na extremidade superior da coluna, observando que a fração de coloração verde começa a escorrer pela sílica.
11. Recolher a fração de coloração verde em um frasco eppendorff.

Resíduos Gerados por Equipe

- 5 mL de uma solução de sílica gel a 50%.
- 5 mL de um extrato de *Tradescantia*.

BIBLIOGRAFIA

1. Freund JE, Simon GA. Estatística Aplicada. 9ª ed. Porto Alegre: Bookman, 2000.
2. Loreto ELS, Sepel LMN. Atividades Experimentais e Didáticas de Biologia Molecular e Celular. São Paulo: Sociedade Brasileira de Genética, 2003.
3. Tortora GJ, Funke BR, Case CL. Microbiologia. 6ª ed. Porto Alegre: Artmed, 2003.
4. Vasconcelos AMH, Valle ABF. Cursos práticos em bioquímica. Universidade Federal do Rio de Janeiro. Departamento de Bioquímica. 7ª ed. Rio de Janeiro: Apostila, 1996.
5. Voet D, Voet JG, Pratt CW. Fundamentos de bioquímica. Porto Alegre: Artmed, 2000.

A Importância do pH nos Fluidos Biológicos

Capítulo 3

VISÃO GERAL

A concentração de íons H^+ e OH^- nos fluidos biológicos tem grande influência sobre as biomoléculas presentes nas células. A presença desses íons pode modificar a estrutura tridimensional dessas moléculas através do rompimento das interações existentes e formação de outras novas interações, alterando as suas propriedades biológicas.

As células podem perceber variações de pH de até 0,2 unidades. Sendo assim, a regulação e a manutenção do pH dos fluidos e tecidos dos organismos vivos são de extrema importância. Esse controle do pH nos organismos vivos é obtido com o auxílio de soluções compostas por uma mistura de um ácido fraco (HA) e sua base conjugada (A⁻), chamadas de solução-tampão.

O mecanismo de atuação de uma solução-tampão é simples: quando adicionamos íons H^+ em uma solução-tampão, a base conjugada da mistura (A⁻) captura os prótons H^+, impedindo a sua interação com as biomoléculas da solução. Da mesma forma, quando adicionamos uma base forte à solução, os prótons H^+ da mistura-tampão capturam os íons OH^- da base, formando H_2O.

No plasma, o tampão mais importante é o sistema bicarbonato-ácido carbônico ($H_2CO_3 \leftrightarrow H^+ + HCO_3^-$). Outro sistema também muito importante no sangue é o da hemoglobina que tampona o CO_2, produzido durante o processo de respiração celular.

Intracelularmente, o ácido fosfórico ($H_3PO_4 \leftrightarrow H^+ + H_2PO_4^{2-}$) atua como um importante sistema-tampão. Os tampões também são largamente utilizados em laboratórios, pois permitem o preparo de soluções de pH conhecido, servindo para controlar o pH dos meios de cultura de microrganismos e tecidos.

O CONTROLE DO pH E A EQUAÇÃO DE HENDERSON-HASSELBALCH

Segundo o conceito elaborado por Brönsted, ácidos são substâncias que doam prótons, e bases, as que recebem ou aceitam prótons.

Dessa forma, um ácido genérico HA em solução dissocia--se em um próton H^+ e uma base conjugada A⁻, de acordo com a equação seguinte:

$$HA \rightarrow H^+ + A^-$$

Ou seja, um ácido, ao doar próton, produz uma base correspondente, ao passo que uma base, ao aceitar o próton, produz um ácido. Os ácidos podem ser classificados como fortes ou fracos, de acordo com a facilidade com que doam seus prótons em solução aquosa.

Ácidos fortes são aqueles que estão quase completamente dissociados em solução aquosa, como o HCl. Ácidos fracos são aqueles que se encontram parcialmente dissociados em solução.

A "força" de um ácido pode ser medida pela constante de equilíbrio ou pela constante de dissociação do ácido, chamada de *Ka*. Esta, por sua vez, pode ser calculada pela seguinte equação:

$$Ka = [H^+][A^-] \,/\, [HA]$$

Nessa equação, *Ka* = constante de dissociação do ácido; *[H⁺]* = íon hidrogênio; *[A⁻]* = ácido dissociado; *[HA]* = ácido não-dissociado; *[ ]* = concentração em mol/L.

Quanto maior a Ka, maior será a [H⁺] liberada por mol de um ácido em solução e, conseqüentemente, mais forte será o ácido. *Ka* representa, então, a medida da força de um ácido.

Henderson e Hasselbalch rearranjaram e aplicaram logaritmo dessa equação, chegando à seguinte:

$$pH = pKa + log\ [A^-] \,/\, [HA]$$

Esta terceira equação permite calcular a proporção entre o ácido e a base conjugada que devem ser misturados para obtermos uma solução-tampão em um pH determinado.

Uma solução-tampão consiste em uma solução cujo pH varia pouco após a adição de ácido ou de base. O tampão é criado misturando-se concentrações iguais de um ácido fraco (HA) e sua base conjugada (A^-) e, nesse caso, o $pH = pKa$. O efeito tamponante de uma mistura é mais eficiente dentro dos limites de uma unidade de pH acima e abaixo do valor de pKa.

PRÁTICA 4

EFEITO DA SOLUÇÃO-TAMPÃO

Introdução

O primeiro passo para o preparo de uma solução-tampão é a escolha do ácido fraco e de sua base conjugada. Essa escolha é determinada pelo pH que se deseja manter na solução. Por exemplo, se desejamos tamponar uma solução em pH 5,2, devemos escolher um ácido cujo pKa seja o mais próximo possível desse valor. Nesse caso, o ácido acético, cujo pKa = 4,76 seria uma boa escolha. Para o preparo desse tampão, devemos ter disponível no laboratório soluções de ácido acético (CH_3COOH) e sua base conjugada, o acetato de sódio (CH_3COONa), de molaridades conhecidas e preferencialmente iguais (se, por exemplo, ambos tiverem molaridade 0,2, diz-se que o tampão resultante da mistura das soluções terá molaridade 0,4).

O próximo passo é determinar quanto do ácido acético deverá ser misturado à sua base conjugada (acetato de sódio) para que o pH seja mantido em 5,2. Para tanto, utiliza-se a equação de Henderson-Hasselbalch:

$$pH = pKa + \log [A^-]/[HA]$$

$$5,2 = 4,76 + \log \frac{[CH_3COONa]}{[CH_3COOH]}$$

$$5,2 - 4,76 = \log \frac{[CH_3COONa]}{[CH_3COOH]}$$

$$0,44 = \log \frac{[CH_3COONa]}{[CH_3COOH]}$$

$$10^{0,44} = \frac{[CH_3COONa]}{[CH_3COOH]} = 2,75$$

O resultado nos mostra que, para cada uma parte de ácido acético utilizado, deveremos adicionar 2,75 partes de acetato de sódio para o preparo de uma solução-tampão de pH 5,2.

Objetivo

- Comparar a evolução do pH de uma solução tamponada com outra não-tamponada, quando da adição de um ácido forte.

MATERIAL POR EQUIPE

- 1 pHmetro calibrado.
- 1 agitador magnético.
- 1 becker contendo 100 mL de NaH_2PO_4 0,2 M.
- 1 becker contendo 100 mL de Na_2HPO_4 0,2 M.
- 1 frasco contendo 12 mL de HCL 5 N.
- 2 pipetas de vidro de 5 mL.
- 1 macropipetador.
- 1 pipeta automática de 0,2 mL.
- 1 caixa com 20 ponteiras de 0,2 mL.
- Papel guardanapo macio.
- 1 becker de 250 mL para descarte.
- 2 beckers de 250 mL.

- 2 provetas de 100 mL.
- 1 barra magnética para agitação (peixinho).
- 2 barras magnéticas para retirar os peixinhos.
- 1 pisseta com água deionizada.
- Papel toalha.
- Pisseta com detergente para lavar as mãos.

Técnicas

1. Sabendo que o pKa do fosfato ácido de sódio é 6,86, preparar uma solução tampão pH 7 utilizando as soluções de NaH_2PO_4 [HA = ácido] e Na_2HPO_4 [A⁻ = base] 0,2 M. Para o cálculo dos volumes a serem misturados, utilizar a fórmula de Henderson-Hasselbach:

$$pH = pka + \log \frac{[A^-]}{[HA^-]}$$

2. Com muito cuidado, lavar o bulbo do pHmetro com água deionizada. Descartar o resíduo no becker para descarte.

3. Colocar o becker com tampão sobre o agitador magnético e regular a velocidade da barra magnética.

4. Colocar a sonda de pH no becker com tampão e medir o pH. Anotar o valor em uma tabela com os dados de volume de HCl x pH da solução.

5. Adicionar, lentamente, 0,2 mL da solução de HCl 3 N e anotar o valor do pH na tabela. Repetir esse procedimento até que o pH da solução decresça abruptamente.

6. Repetir os passos 2 a 5 utilizando agora um becker contendo somente água deionizada.

7. Construir o gráfico relacionando pH do tampão e pH da água X volume de HCl.

Resíduos Gerados por Equipe

- 140 mL de fosfato ácido de sódio pH ~ 2.
- 120 mL de HCl 0,04 M pH ~ 1,5.

BIBLIOGRAFIA

1. Campbell JM, Campbell JB. Matemática de laboratório: Aplicações médicas e biológicas. 3ª ed. São Paulo: Roca, 1986.
2. Campos LS. Entender a bioquímica. Lisboa: Escolar Editora, 1998.
3. Universidade Federal do Paraná. Departamento de Bioquímica. Bioquímica: aulas práticas. 6ª ed. Curitiba: Ed. da UFPR, 1999.
4. Vasconcelos AMH, Valle ABF. Cursos práticos em bioquímica. Universidade Federal do Rio de Janeiro. Departamento de Bioquímica. 7ª ed. Rio de Janeiro: Apostila, 1996.
5. Voet D, Voet JG, Pratt CW. Fundamentos de bioquímica. Porto Alegre: Artmed, 2000.

Aminoácidos

Capítulo 4

VISÃO GERAL

Estrutura

Os aminoácidos são as unidades estruturais (monômeros) das proteínas. Estruturalmente, são definidos como pequenas biomoléculas formadas por um carbono central α (alfa) ligado a um grupo carboxílico, um grupo amina, um hidrogênio e um radical R, que diferencia cada um dos aminoácidos (Fig. 4.1).

Embora centenas de aminoácidos sejam conhecidos, apenas 20 podem ser polimerizados para formar cadeias protéicas. Destes, 19 apresentam quatro ligantes diferen-

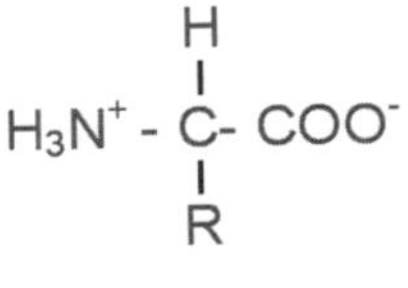

$$H_3N^+ - \overset{\overset{\textstyle H}{|}}{\underset{\underset{\textstyle R}{|}}{C}} - COO^-$$

Fig. 4.1 – Estrutura de um aminoácido.

tes em torno do carbono α, caracterizando-o como um carbono quiral e conferindo-lhes atividade óptica. Isso dá a esses aminoácidos a possibilidade de existir em duas formas isoméricas denominadas L ou D (levógero e dextrógero, respectivamente, segundo a convenção de Fisher). No entanto, por questões de especificidade enzimática no momento de sua síntese, os aminoácidos que compõem proteínas são todos L-aminoácidos, apresentando o grupo amino à esquerda do carbono α.

Dos 20 aminoácidos que compõem as proteínas, apresentados na Fig. 4.2, apenas a glicina não possui carbono quiral, uma vez que o grupo R também é um hidrogênio.

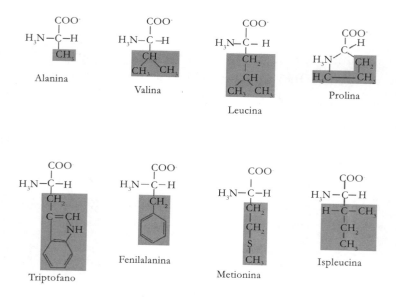

Fig. 4.2 – Os 20 aminoácidos que formam as proteínas.

Aminoácidos polares não-carregados

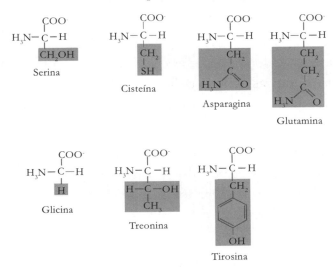

Aminoácidos polares carregados positivamente

Aminoácidos polares carregados negativamente

Fig. 4.2 – Continuação.

Os 20 Aminoácidos que Compõem as Proteínas e sua Classificação

Os aminoácidos podem ser classificados quanto às características químicas de seus radicais. Embora existam algumas variações dessa classificação, a mais simples delas enquadra os radicais dos aminoácidos em quatro grandes grupos:

- radicais polares, mas não carregados;
- radicais polares carregados positivamente;
- radicais polares carregados negativamente;
- radicais apolares.

Propriedades Iônicas dos Aminoácidos

Tanto o grupo carboxílico como o grupo amina possuem hidrogênios ionizáveis em solução. Ambos fornecem ao aminoácido um caráter anfótero, ou seja, permitem que um aminoácido, de acordo com o pH do meio onde se encontra, possa agir como um ácido, doando prótons, ou como uma base, capturando prótons.

A maior parte dos aminoácidos livres em pH neutro encontra-se com o grupo carboxila e o grupo amina carregados – a porção carboxilato, negativamente, e o grupo amina, positivamente. Os aminoácidos sem grupos carregados em suas cadeias laterais existem em soluções neutras como *zwiterions*, sem nenhuma carga líquida. Isso ocorre porque a carga positiva anula eletricamente a carga negativa.

PRÁTICA 5

CURVA DE TITULAÇÃO DA GLICINA

Introdução

Quando um aminoácido é titulado, sua curva de titulação indica a reação de cada grupo funcional com o íon hidrogênio.

Tomemos como exemplo o aminoácido alanina. Se partirmos de pH bem ácido, em torno de 1, ele se apresentará sob a forma mostrada na Fig. 4.3.

Se formos adicionando gradativamente quantidades pequenas de NaOH sobre a solução de alanina e se plotarmos o pH da solução em função do número de equivalente de OH⁻ adicionados, obteremos uma curva com três regiões definidas: AB, BC e CD, conforme demonstrado na Fig. 4.4.

A região AB representa uma região de tamponamento, onde encontramos 50% da alanina totalmente protonada e 50% da alanina sem o próton do grupo carboxila. O ponto isoelétrico (pI) é encontrado em pH = 6,02, quando 100% da alanina encontram-se sem o próton da carboxila.

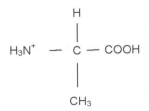

Fig. 4.3 – Estrutura da alanina em pH 1.

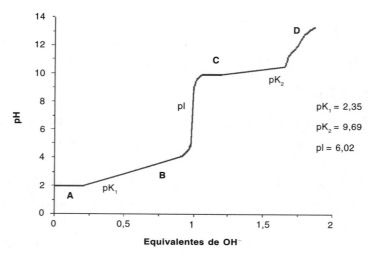

Fig. 4.4 – Curva de titulação da alanina.

Continuando a adição de NaOH, encontramos uma nova região de tamponamento – região CD, onde 50% da alanina encontram-se sem o próton do grupo carboxila e 50%, sem o próton do grupo amina. A titulação é finalizada quando toda a alanina (100%) encontra-se totalmente sem prótons.

A titulação de um aminoácido permite encontrar os pKa's e o ponto isoelétrico de um aminoácido. Dessa forma, avalia o estado iônico de um aminoácido em diferentes pH's.

Objetivo

- Construir a curva de titulação e determinar os pKa's e o ponto isoelétrico do aminoácido glicina.

Material por Equipe

- 1 pHmetro.

- 1 agitador magnético.
- Papel guardanapo macio para limpar o eletrodo de pH.
- 1 pipeta de 20 mL.
- 1 becker de 50 mL para receber a solução de glicina a ser titulada.
- 1 becker de 250 mL para descarte.
- 1 frasco contendo 20 mL de glicina 0,02 M.
- 1 tubo de ensaio contendo 1 mL de ácido clorídrico 1 M.
- 1 frasco contendo 50 mL de NaOH 0,1 M.
- 1 pipeta automática de 1.000 μL.
- 1 caixa com ponteiras para pipetas automáticas de 1.000 μL.
- 1 barra magnética para agitação.
- 1 pisseta com água deionizada.
- Papel toalha.
- Pisseta com detergente para lavar as mãos.

Técnica

1. Colocar a barra magnética (peixinho) em um becker de 50 mL.
2. Utilizando a pipeta de 20 mL, transferir 20 mL da solução de glicina para o becker de 50 mL (contendo o peixinho).
3. Colocar o becker sobre o agitador magnético e regular a velocidade da barra magnética.
4. Adicionar 1 mL de HCl para que a glicina assuma sua forma totalmente protonada (ácida).
5. Limpar a sonda de pH com água deionizada.

6. Colocar a sonda de pH no becker. CUIDAR PARA NÃO BATER COM A SONDA NO PEIXINHO EM MOVIMENTO.
7. Anotar o valor do pH em função do volume de NaOH adicionados em uma tabela.
8. Adicionar 1 mL de NaOH 0,1 M, misturar por agitação e medir o pH, anotando o valor em uma tabela.
9. Repetir o item anterior até que o pH chegue ao valor de 12.

Resíduo Gerado por Equipe

- 50 mL de solução de glicina em NaOH pH ~ 12.

BIBLIOGRAFIA

- Campbell MK. Bioquímica. 3ª ed. Porto Alegre: Artmed, 2000.
- Remião JOR, Siqueira AJS, Azevedo AMP. Bioquímica. Guia de aulas práticas. Porto Alegre: EDPURS, 2003.
- Vasconcelos AMH, Valle ABF. Cursos práticos em bioquímica. Universidade Federal do Rio de Janeiro. Departamento de Bioquímica. 7ª ed. Rio de Janeiro: Apostila, 1996.

Proteínas

Capítulo 5

VISÃO GERAL

FUNÇÕES, ESTRUTURA E CLASSIFICAÇÃO

Proteínas são macromoléculas das mais abundantes nas células (40 a 60% de peso seco), e desempenham diversas funções, dentre as quais:

- catálise (enzimas);
- estrutural (proteínas que dão sustentação a tecidos, como o colágeno, a elastina, a queratina, a fibroína da seda etc.);
- motora (miosina e actina, envolvidas na contração muscular);
- reguladora (hormônios, como a insulina);
- imunológica (imunoglobulinas, envolvidas no processo de defesa do organismo contra corpos estranhos);

- transporte de substâncias pela corrente sangüínea (albumina que carreia ácidos graxos, hemoglobina que transporta o oxigênio);
- transporte de moléculas para o interior das células (proteínas associadas à membrana);

As proteínas são *polímeros* formados pela condensação de unidades repetitivas de aminoácidos através de uma ligação chamada *ligação peptídica*, que se dá entre o carbono da carbonila (COOH) de um aminoácido e o nitrogênio do grupo amina de outro aminoácido (Fig. 5.1).

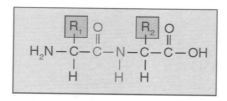

Fig. 5.1 – União de dois aminoácidos através de uma ligação peptídica.

A cadeia peptídica resultante dessa condensação caracteriza-se por possuir uma extremidade que contém o grupo carboxila (C terminal) e outra extremidade que contém um grupo amina (N terminal). A linha formada pelos átomos de carbono e nitrogênio que formam a ligação peptídica é chamada de "esqueleto peptídico".

As proteínas podem apresentar até quatro níveis de organização estrutural: estruturas primária, secundária, terciária e quaternária. A estrutura primária refere-se aos aminoácidos que compõem a cadeia protéica e em que ordem estão posicionados. Embora seja o nível estrutural mais simples, é dele que dependem todos os demais níveis de organização.

A estrutura secundária se refere à conformação do esqueleto peptídico no espaço, sem considerar a interação entre os radicais presentes em cada um dos aminoácidos. Dessa forma, de acordo com a seqüência de aminoácidos da cadeia, o esqueleto peptídico pode assumir duas formas regulares: folha β e α hélice. Além disso, trechos irregulares podem surgir na forma de alças ou voltas.

No nível seguinte de complexidade estrutural, encontra-se a estrutura terciária, que se refere à conformação da proteína no espaço. São consideradas as interações que acontecem entre todos os átomos das proteínas (interações eletrostáticas, forças de Van der Walls, pontes de hidrogênio e interações hidrofóbicas).

As proteínas que possuem mais de uma cadeia peptídica apresentam mais um nível de organização estrutural: a estrutura quaternária, que se refere às interações que ocorrem entre as suas subunidades. Os quatro níveis de organização estrutural das proteínas estão apresentados na Fig. 5.2.

A maioria das proteínas apresenta uma conformação espacial globular e são solúveis em água. No entanto, algumas proteínas são fibrosas, organizadas em forma de feixes fibrosos pouco solúveis em água.

PRÁTICA 6

TRABALHANDO COM PROTEÍNAS

Introdução

A solubilidade das proteínas pode ser alterada com o uso de algumas técnicas. A solubilidade de uma proteína em uma

42 Bioquímica: Práticas Adaptadas

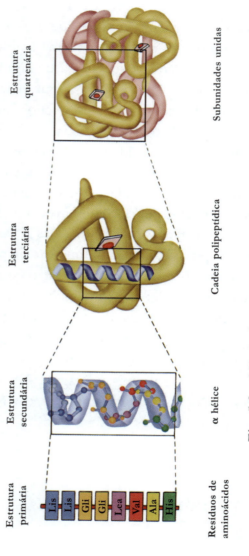

Fig. 5.2 – Níveis de organização estrutural das proteínas.

solução com baixa concentração de íons aumenta à medida que os sais são adicionados, em um fenômeno chamado de *salting in*. Os íons adicionados blindam as várias cargas das proteínas, enfraquecendo as forças de atração entre as moléculas individuais de proteínas que formam agregados protéicos e precipitam. Contudo, à medida que adicionamos mais sal, a solubilidade da proteína volta a decrescer, em função da competição pela água entre o sal, as proteínas e outros solutos. Esse processo, que leva à precipitação de moléculas protéicas, é chamado de *salting out*. Essa técnica, combinada com o ajuste do pH próximo do ponto isoelétrico das proteínas, é o procedimento mais simples utilizado em laboratório para iniciarmos a purificação de proteínas em uma solução.

O sal mais utilizado nessa técnica, chamada de *precipitação por sais neutros,* é o sulfato de amônio que, devido à sua alta solubilidade, permite a precipitação em soluções de elevada força iônica.

Em meio básico, o grupo carboxila da cadeia peptídica encontra-se carregado negativamente (dissociado do próton hidrogênio), atuando como ânion para formar sais insolúveis, não-ionizáveis, com cátions metálicos como Ag^+, Zn^+, Hg^+, Cu^+, entre outros. Nesse tipo de técnica, chamada de *precipitação com cátions de metais pesados,* é possível reverter o processo, acidificando o meio.

Em meio ácido, as proteínas encontram-se carregadas positivamente, atuando como cátions que podem formar sais insolúveis ao reagir com ânions provenientes de ácidos complexos, como o tricloroacético, o tânico e o fosfotúngstico. Essa técnica é denominada *precipitação por ânions.*

Denominada *desproteinização*, a *precipitação por ânions* ou *por cátions* é utilizada em laboratório quando desejamos evitar a interferência das proteínas na dosagem de outras moléculas.

Outras substâncias, como os *corantes,* também podem ser usados para a precipitação de proteínas. Nesse caso, como a maioria dos corantes são complexos orgânicos catiônicos ou aniônicos, estes podem não se dissociar. Os compostos formados são altamente insolúveis e a propriedade é utilizada no tratamento de infecções, desde que os corantes precipitem as proteínas dos microrganismos, tornando-os incapazes de viver.

A maioria das proteínas pode ser *desnaturada pelo calor,* que afeta as interações fracas em uma proteína (principalmente as ligações de hidrogênio), mas dificilmente afeta as ligações covalentes. A desnaturação protéica implica a perda da conformação nativa da proteína, com conseqüen--te perda da solubilidade e precipitação.

O estado iônico de uma proteína (cargas elétricas associadas à molécula) pode ser modificado de acordo com o pH da solução. O pH no qual o número de cargas positivas anula o número de cargas negativas é chamado de *ponto isoelétrico (pI)* da proteína. Como nesse pH a molécula encontra-se eletricamente neutra, não ocorre interação entre a água e a molécula protéica, que precipita na solução, podendo ser separada dos demais solutos. O pI é específico para cada proteína.

Objetivos

- Reconhecer os metais pesados, os ácidos fortes e os sais neutros como agentes precipitantes das proteínas.
- Reconhecer as soluções de proteínas como soluções carregadas eletricamente, identificando as cargas predominantes em soluções ácidas e alcalinas.

- Reconhecer o calor como um agente desnaturante das proteínas.
- Determinar o ponto isoelétrico da caseína.

Material por Equipe

- 1 frasco contendo 10 mL de solução de proteínas (clara de ovos).
- 1 frasco contendo 10 mL de caseína.
- 1 pHmetro.
- 1 frasco contendo ácido acético 2 M.
- 1 frasco contendo ácido acético 1 M.
- 1 frasco contendo ácido acético 0,1 M.
- 1 frasco contendo ácido acético 0,01 M.
- 1 frasco contendo solução saturada de sulfato de amônio (770 g/L).
- 1 frasco contendo solução de acetato de chumbo (200 g/L).
- 1 frasco contendo solução de ácido tricloroacético (100 g/L).
- 12 tubos de ensaio de 10 mL.
- 1 tubo de ensaio de 20 mL.
- 2 pipetas de 5 mL.
- 1 pipeta de 1 mL.
- 1 tripé com tela de amianto.
- 2 beckers de 250 mL.
- 2 pedaços de parafilm.
- 1 pisseta com água deionizada.
- Papel toalha.
- Pisseta com detergente para lavar as mãos.

Preparo da Solução de Proteínas

Colocar a clara de três ovos em uma proveta de 200 mL e anotar o volume. Adicionar 0,1 volume de ácido acético 1 M e agitar com um bastão de vidro. Filtrar em gaze dupla e transferir o filtrado para um balão volumétrico de 1.000 mL, completando o volume com água destilada.

Preparo da Solução de Caseína

Colocar em um frasco erlenmeyer de 250 mL, 1 g de caseína. Adicionar 50 mL de água destilada e ressuspender a caseína. Adicionar 25 mL da solução de NaOH 1 M e agitar lentamente até completar a dissolução da caseína. Adicionar 25 mL da solução de ácido acético 1 M e agitar lentamente. Ajustar o pH para valores em torno da neutralidade.

Quando houver mais de uma equipe, esse material deve estar disponível para uso comum de todas elas, juntamente com as respectivas pipetas.

Técnicas

Precipitação de Proteínas por Sais Neutros

1. Agitar o frasco contendo a solução de proteínas e transferir 2 mL para um tubo de ensaio.
2. Adicionar, pelas paredes do tubo, 2 mL da solução de $(NH_4)_2SO_4$ e anotar o resultado.
3. Com o auxílio do "parafilm", misturar por inversão e anotar o resultado.
4. Adicionar 2 mL de água destilada, misturar por inversão com o auxílio do "parafilm" e anotar o resultado.

5. Interpretar os resultados.

Precipitação de Proteínas por Sais de Metais Pesados

1. Agitar o frasco contendo a solução de proteínas e transferir 1 mL para um tubo de ensaio.
2. Agitar a solução de acetato de chumbo e transferir 0,5 mL desta para o primeiro tubo.
3. Adicionar 5 mL de água destilada.
4. Observar e interpretar os resultados.

Precipitação de Proteínas por Ácidos Fortes

1. Agitar o frasco contendo a solução de proteínas e colocar 1 mL em um tubo de ensaio.
2. Agitar a solução de ácido tricloroacético e colocar 0,5 mL desta no primeiro tubo. Observar.
3. Adicionar 5 mL de água destilada.
4. Observar e interpretar os resultados.

Precipitação de Proteínas pelo Calor

1. Colocar em um tubo de ensaio 1 mL da solução de proteínas.
2. Colocar o tubo em banho-maria fervente por 5 minutos.
3. Retirar o tubo, observar e interpretar os resultados.

Determinação do Ponto Isoelétrico da Caseína

1. Numerar nove tubos de ensaio e distribuir os reagentes conforme a Tabela 5.1.
2. Adicionar em cada tubo 0,5 mL da solução de caseína e agitar lentamente, sem fazer espuma.

Tabela 5.1
Distribuição dos Reagentes para a Determinação do Ponto Isoelétrico da Caseína.

Tubos Reagente (mL)	1	2	3	4	5	6	7	8	9
H_2O destilada	4,0	4,4	4,3	3,7	3,5	2,5	0,5	3,9	3,7
Ácido acético 0,01 M	0,5	-	-	-	-	-	-	-	-
Ácido acético 0,1 M	-	0,1	0,2	0,8	-	-	-	-	-
Ácido acético 1 M	-	-	-	-	1	2	3	-	-
Ácido acético 2 M	-	-	-	-	-	-	-	0,8	1

3. Imediatamente após a agitação, verificar a turbidez e anotar no quadro de resultados, conforme a convenção indicada abaixo:

Convenção para turbidez: 0, x, xx, xxx, xxxx ⟶
Intensidade crescente

4. Medir o pH em todos os tubos e discutir os resultados observados. (Tabela 5.2)

Tabela 5.2
pH e Turbidez: Ensaio para a Determinação do pI da Caseína.

Tubos	1	2	3	4	5	6	7	8	9
pH									
Turbidez									

Resíduos Gerados por Equipe

- 6 mL de solução de clara de ovos e sulfato de amônio 260 g/L.
- 7 mL de solução de clara de ovos e acetato de chumbo 15 g/L.
- 7 mL de solução de ácido tricloroacético 8 g/L.
- 5 mL de solução 1 g/L de caseína em ácido acético 0,01 M.
- 5 mL de solução 1 g/L de caseína em ácido acético 0,02 M.
- 5 mL de solução 1 g/L de caseína em ácido acético 0,2 M.
- 5 mL de solução 1 g/L de caseína em ácido acético 0,3 M.
- 5 mL de solução 1 g/L de caseína em ácido acético 0,4 M.

PRÁTICA 7

DETERMINAÇÃO DA CONCENTRAÇÃO DE PROTEÍNAS

Introdução

Ao se quantificar uma determinada proteína em material biológico, vários métodos podem ser utilizados: absorção no ultravioleta, método de Folin-Lowry, método de Kjeldahl, método do biureto, entre outros.

O método do biureto, composto formado pelo aquecimento da uréia a 180°C, é um dos mais utilizados para determinar a concentração de proteínas em uma amostra.

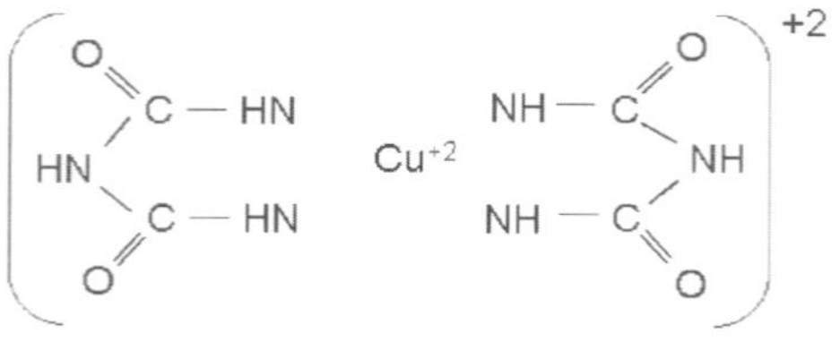

Fig. 5.3 – Reação do íon cobre com um peptídeo.

Esse método foi proposto por Riegler em 1914, baseado na observação de que substâncias contendo duas ou mais ligações peptídicas formam um complexo de cor roxa (Fig. 5.3) com sais de cobre ($CuSO_4$) em soluções alcalinas. A intensidade da cor formada, que pode ser medida espectrofotometricamente a 540 nm, é proporcional à quantidade de proteína da solução.

Embora altamente específico para peptídeos e proteínas, o método do biureto está sujeito a interferências por parte de compostos presentes nas amostras que também possam interagir com o Cu^{2+} (por exemplo, açúcares redutores) e outros que possuam grupos -CO-NH- (por exemplo, uréia). Esse método apresenta como principal vantagem fornecer resultados semelhantes para proteínas diferentes e como principal defeito, a sua baixa sensibilidade.

Objetivo

- Dosar proteínas por espectrofotometria na faixa do visível.

Material por Equipe

- Espectrofotômetro.
- Agitador comum.

- 1 macropipetador.
- Reagente biureto.
- 1 grade contendo sete tubos de ensaio de 10 mL.
- 2 pipetas de 2 mL.
- 1 pipeta de 5 mL para manuseio do biureto.
- 1 pipeta automática de 1.000 µL.
- 1 caixa com ponteiras para pipetas automáticas de 1.000 µL.
- 10 cubetas de plástico.
- 1 becker de 250 mL para descarte.
- 1 becker de 250 mL contendo 100 mL de água destilada.
- 1 tubo de ensaio contendo 5 mL da solução de caseína a 10 mg/mL.
- Papel guardanapo macio.
- Papel toalha.
- Pisseta com detergente para lavar as mãos.

Preparo do Reagente Biureto

1. Dissolver 1,5 g de sulfato de cobre pentaidratado ($CuSO_4.5H_sO$) e 6 g de tartarato duplo de sódio e potássio ($C_4H_4O_6.Na.K.4H_2O$) em 500 mL de água destilada.
2. Adicionar 300 mL de NaOH 10%.
3. Completar para 1.000 mL com água destilada.

Obs.: o tartarato duplo de sódio e potássio é um complexante que estabiliza o cobre em solução.

Preparo da Solução-padrão de Caseína

1. Dissolver 1 g de caseína em 100 mL de NaOH 0,1 N (Concentração final = 10 mg/mL).

Técnica

1. Padronizar dez cubetas;
2. Seguir o esquema da Tabela 5.3, utilizando a solução padrão de caseína 10 mg/mL para as diluições.

   Obs.: o tubo 7 não faz parte da curva padrão. É justamente a solução de caseína com concentração desconhecida que se deseja encontrar.

3. Após a adição dos reagentes, agitar e aguardar 30 minutos à temperatura ambiente.
4. Após os 30 minutos, agitar os tubos e transferir para as cubetas previamente padronizadas.
5. Usando o tubo 1 como branco de reação, determinar a absorbância de cada tubo em 540 nm.
6. Com os dados de absorbância X concentração de caseína, construir a curva-padrão e determinar a concentração da solução desconhecida.

Resíduo Gerado por Equipe

1. Aproximadamente, 35 mL de uma solução contendo um complexo biureto-caseína.

Tabela 5.3
Esquema para construção da curva padrão.

Tubo	Caseína (mL)	H₂O (mL)	Biureto (mL)	Diluição (vezes)	Abs (540 nm)	Concentração (mg / mL)
1 (branco)	-	1,3	4	0	0	
2	0,2	0,8	4			
3	0,4	0,6	4			
4	0,6	0,4	4			
5	0,8	0,2	4			
6	1	-	4			

Solução de caseína com concentração desconhecida (SD):

Tubo	Caseína (mL)	H₂O (mL)	Biureto (mL)	Diluição (vezes)	Abs (540 nm)	Concentração (mg / mL)
7	1 mL da SD	-	4			?

BIBLIOGRAFIA

1. Bioquímica I – Aulas práticas. Extrações de biomoléculas. Disponível na Internet em: http://www.uac.pt/~mmcosta/bq1_teoria_protocolos.htm>. [Acinado em 20 de agosto de 2005.

2. Bracht A, Ishii-Iwamoto EL. Métodos de laboratório em bioquímica. Barueri, SP: Manole, 2003.

3. Nelson DL, Cox MM. Lehninger Princípios de Bioquímica. 3ª ed. São Paulo: Sarvier, 2002.

4. Remião JOR, Siqueira AJS, Azevedo AMP. Bioquímica: Guia de aulas práticas. Porto Alegre: EDIPUCRS, 2003.

5. Universidade Federal do Paraná. Departamento de Bioquímica. Bioquímica: aulas práticas. 6ª ed. Curitiba: Ed. da UFPR, 1999.

6. Universidade Federal do Rio de Janeiro. Departamento de Bioquímica. Cursos práticos em bioquímica. 7ª ed. Rio de Janeiro: Apostila, 1996.

7. Vasconcelos AMH, Valle ABF. Cursos práticos em bioquímica. Universidade Federal do Rio de Janeiro. Departamento de Bioquímica. 7ª ed. Rio de Janeiro: Apostila, 1996.

8. Voet D, Voet JG, Pratt CW. Fundamentos de bioquímica. Porto Alegre: Artmed, 2000.

9. Zaia DAM, Zaia CTBV, Lichtig J. Determinação de proteínas totais via espectrofotometria: vantagens e desvantagens dos métodos existentes. Quím. Nova, v. 21, n. 6, 1998; pp. 787-793.

Enzimas

Capítulo 6

VISÃO GERAL

As enzimas são proteínas com propriedades catalíticas capazes de aumentar a velocidade das reações químicas que acontecem nos organismos vivos, diminuindo, assim, a energia de ativação dessas reações. Essas moléculas, também chamadas de catalisadores biológicos, apresentam algumas características que as fazem diferentes dos catalisadores inorgânicos, como a grande eficiência catalítica, que proporciona um aumento da velocidade da reação em até 10^{12} vezes, a especificidade pelo substrato e a possibilidade de atuar em condições brandas de pH, temperatura e concentração.

Uma reação catalisada por uma enzima pode ser descrita conforme mostra a seguinte equação:

$$E + S \leftrightarrow ES \leftrightarrow E + P$$

A equação mostra que o reagente da reação, aqui chamado de substrato (S), na presença de uma enzima (E), forma, na primeira etapa, um complexo enzima-substrato (ES) para, em seguida, gerar o produto (P) e liberar a enzima inalterada (E).

A formação do complexo ES é o passo determinante da reação. A formação desse complexo ocorre através de ligações químicas específicas entre alguns resíduos de aminoácidos na superfície da enzima e do substrato. Essa região da enzima onde a ligação ocorre é chamada de sítio ativo ou sítio catalítico e se apresenta como uma fenda ou uma cavidade na superfície da enzima, proporcionando um ambiente favorável para o estabelecimento da reação.

Existem duas teorias para explicar a ligação entre a enzima e o substrato. Uma delas, chamada de *ligação chave-fechadura*, pressupõe que o substrato e a enzima sejam exatamente complementares. No entanto, a noção moderna de catálise enzimática propõe que uma enzima deva ser complementar não ao substrato, mas ao *Estado de Transição* do substrato. Isso significa que as interações ótimas entre o substrato e a enzima ocorrem apenas no estado de transição. Essa é a teoria do *encaixe induzido*.

CINÉTICA ENZIMÁTICA

A velocidade de uma reação enzimática pode ser afetada ou modificada por diversos fatores:

- *temperatura:* a temperatura crítica para uma enzima é aquela na qual a conformação da molécula é alterada, levando à desnaturação protéica com conseqüente perda da função catalítica;

- *pH:* enzimas funcionam bem dentro de uma faixa de pH ótimo, abaixo e acima da qual a velocidade da reação diminui;
- *presença de inibidores ou ativadores:* moléculas que se ligam à enzima mudam sua conformação, favorecendo ou não o aumento da velocidade;
- *concentração da enzima:* quanto maior a concentração de enzima, maior a velocidade da reação;
- *concentração de substrato no meio reativo.*

O comportamento da velocidade (V) de uma reação enzimática em função da concentração de substrato (S) foi equacionado por Michaellis e Menten em 1913. A função resultante, conforme equação a seguir, que dá origem a uma hipérbole, representa o comportamento da maioria das enzimas, com algumas exceções, como as enzimas alostéricas (aquelas que apresentam, além do sítio de ligação ao substrato, sítios de ligação a substâncias inibidoras ou ativadoras) e aquelas que atuam sobre substratos poliméricos.

$$V = \frac{V_{máx} \cdot S}{K_m + S}$$

Com essa equação, podemos obter dois importantes parâmetros enzimáticos: a velocidade máxima que a reação pode alcançar ($V_{máx}$) e a concentração de substrato necessária para atingir metade da velocidade máxima (K_m – constante de Michaellis-Menten), que representa a afinidade de uma enzima pelo seu substrato.

Na prática, esses parâmetros podem ser obtidos de forma mais precisa se linearizarmos a equação. Essa linearização da origem a uma nova equação:

$$\frac{1}{V} = \frac{Km}{V_{max}} \cdot \frac{1}{S} + \frac{1}{V_{max}}$$

No laboratório, podemos medir a velocidade da reação obtida para cada concentração de substrato utilizada. Se traçarmos o gráfico de 1/V em função de 1/S, de acordo com a equação anterior, deveremos obter uma reta, na qual o coeficiente linear é igual a $1/V_{máx}$ e o coeficiente angular é igual a $Km/V_{máx}$, conforme mostra a Fig. 6.1.

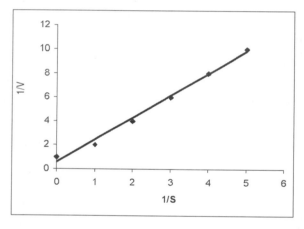

Fig. 6.1 – Gráfico gerado pela equação de Michaellis e Menten linearizada.

PRÁTICA 8

CARACTERIZAÇÃO DE ENZIMAS

Introdução

A natureza protéica das enzimas pode ser observada através da reação com o reagente biureto (Prática 7).

Vários são os métodos existentes para mensurar a atividade de uma enzima, definida como a quantidade de produto formado ou de substrato consumido na unidade de tempo.

A maioria dos métodos que mensuram a atividade de uma enzima é do tipo colorimétrico, onde a atividade enzimática é proporcional à intensidade de cor formada na reação, medida espectrofotometricamente.

Entre os principais fatores que podem afetar a atividade enzimática destacam-se: pH, temperatura, concentração de substrato e concentração de enzima.

Outra característica importante das enzimas diz respeito à sua especificidade. As enzimas são específicas para os seus substratos, e o reconhecimento do substrato pela enzima é altamente eficiente, a ponto de uma enzima distinguir estereoisômeros.

Objetivos

- Demonstrar a natureza protéica das enzimas.
- Determinar qualitativamente a atividade enzimática.
- Demonstrar a inativação da enzima pelo calor.
- Demonstrar a especificidade da ação enzimática.

Material por Equipe

- Estufa a 37°C.
- 15 g de farinha de soja.
- 100 mL de glicerol a 75%.
- 1 frasco de 500 mL.
- 1 erlenmeyer de 250 mL com tampa.

- 1 funil médio.
- Gaze.
- 10 tubos de ensaio.
- 1 becker com água a 100°C.
- 4 mL de reagente biureto;
- 15 mL de solução-tampão fosfato 0,001 M (pH 7), contendo 1% de uréia.
- 3 mL de solução-tampão fosfato 0,001 M (pH 7), sem uréia.
- 3 mL de solução-tampão fosfato 0,001 M (pH 7), contendo 1% de glicose.
- Indicador vermelho de fenol.
- Papel toalha.
- Pisseta com detergente para lavar as mãos.

Preparo do Reagente Biureto

1. Dissolver 1,5 g de sulfato de cobre pentaidratado ($CuSO_4.5H_2O$) e 6 g de tartarato duplo de sódio e potássio ($C_4H_4O_6.Na.K.4H_2O$) em 500 mL de água destilada.
2. Adicionar 300 mL de NaOH 10%.
3. Completar para 1.000 mL com água destilada.

Obs.: o tartarato duplo de sódio e potássio é um complexante que estabiliza o cobre em solução.

Técnicas

Extração da Enzima (Deve ser Preparada no Dia Anterior à Prática)

1. Transferir as 15 g de farinha de soja para um erlenmeyer de 250 mL.

2. Adicionar 100 mL de glicerol a 75%, tampar e agitar a suspensão por 15 minutos.
3. Após 15 minutos, colocar o erlenmeyer no refrigerador por 24 horas.
4. Após 24 horas, filtrar o extrato glicerinado com o auxílio da gaze, espremendo-a com a mão.
5. A solução obtida é composta de urease.
6. Guardar em geladeira.

Caracterização da Enzima

Nessa etapa, serão realizadas quatro técnicas para a caracterização da enzima urease de soja: reação do biureto, teste da atividade enzimática, desnaturação da enzima pelo calor e especificidade da enzima.

REAÇÃO DO BIURETO

1. Em um tubo de ensaio marcado com a letra A, colocar duas gotas da solução de urease em 2 mL de água destilada.
2. Agitar e adicionar 2 mL do reativo de biureto. Misturar.
3. Em outro tubo de ensaio marcado com a letra B, colocar 2 mL de água destilada e adicionar 2 mL do reativo de biureto. Misturar.
4. Comparar os dois tubos.

TESTE DA ATIVIDADE ENZIMÁTICA

1. Em um tubo de ensaio marcado com a letra C, colocar 3 mL de solução-tampão fosfato 0,001 M (pH 7), contendo 1% de uréia e duas gotas de solução de urease.

2. Em um tubo de ensaio marcado com a letra D, colocar 3 mL de solução-tampão fosfato 0,001 M (pH 7), sem uréia e duas gotas de solução de urease.
3. Nos dois tubos, C e D, adicionar uma gota de indicador vermelho de fenol.
4. Agitar, incubar a 37°C/5 minutos e observar se há mudança de cor.

Desnaturação da Enzima pelo Calor

1. Em um tubo de ensaio, colocar 2 mL de água destilada e duas gotas de solução de urease.
2. Agitar e colocar em um becker com água a 100°C/2 minutos.
3. Em outro tubo de ensaio marcado com a letra E, colocar 3 mL de solução-tampão fosfato 0,001 M (pH 7), contendo 1% de uréia.
4. Adicionar 1 mL da solução de urease fervida e uma gota de indicador vermelho de fenol.
5. Misturar, incubar a 37°C/5 minutos e observar se há mudança de cor, comparando com o teste da atividade enzimática.

Especificidade da Enzima

1. Em um tubo de ensaio marcado com a letra F, adicionar 3 mL de solução-tampão fosfato 0,001 M (pH 7), contendo 1% de uréia e duas gotas de solução de urease.
2. Em outro tubo de ensaio marcado com a letra G, colocar 3 mL de solução-tampão fosfato 0,001 M (pH 7),

contendo 1% de glicose e duas gotas de solução de urease.

3. Em ambos os tubos adicionar uma gota do indicador vermelho de fenol.

4. Misturar, incubar a 37°C/5 minutos e observar se há mudança de cor.

Resíduos Gerados por Equipe

- 15 g de farinha de soja (por prática).
- 8 mL de uma solução contendo 0,75 g/L de $CuSO_4.5H_2O$, 3 g/L de tartarato duplo de sódio e potássio e 15 g/L de NaOH.
- 6 mL de uma solução-tampão fosfato 0,001 M (pH 7) contendo 0,25% de uréia e 0,25% de amônia.

PRÁTICA 9

Influência da Concentração de Substrato na Velocidade da Reação

Introdução

A enzima invertase beta-frutofuranosidase (EC3.2.1.26) catalisa a hidrólise da sacarose em frutose e glicose em uma cinética enzimática típica de Michaellis-Menten. A levedura *Saccharomyces cerevisiae* que compõe o fermento biológico produz essa enzima extracelularmente para catalisar a hidrólise dos açúcares contidos na massa do pão. Sendo assim, quando essa levedura contida no fermento é hidratada em temperatura e pH ideais, ela começa a excretar para o meio aquoso a enzima invertase, cujos parâmetros cinéticos podem ser encontrados experimentalmente.

Objetivo

- Verificar o efeito da concentração de substrato sobre a atividade enzimática da invertase.

Material por Equipe

- Agitador para tubos.
- Centrífuga.
- 1 frasco contendo 250 mL de bicarbonato de sódio 0,15 M.
- 50 g de fermento biológico seco.
- 1 tubo contendo 4 mL de caldo enzimático (invertase de *Saccharomyces cerevisiae*) bruto diluído de 1:50.
- 5 tubos contendo, respectivamente, $\cong$ 2 mL de sacarose nas seguintes concentrações: 0,01; 0,02; 0,05; 0,1 e 0,2 M.
- 1 becker contendo 50,0 mL de água destilada.
- 1 tubo contendo 8 mL de tampão acetato 0,05 mol/L, em pH 4,7.
- 1 tubo contendo 7 mL de solução alcalina de 3,5-dinitrosalicilato.
- Banho-maria a 25°C, com grade para 30 tubos de 20 mL.
- 1 becker de 800 mL com água para fervura.
- 8 tubos de ensaio de 20 mL.
- 1 macropipetador.
- 8 pipetas de vidro de 1 mL e 2 pipetas de 2 mL.
- 1 pipeta de 10 mL.

- 1 pipeta automática de 200 µL.
- 1 caixa com ponteiras para pipetas automáticas de 200 µL.
- 1 becker de 250 mL para descarte.
- 7 cubetas de plástico.
- Bacia contendo água e gelo (banho de gelo, preparado durante a realização da aula prática).
- Papel toalha.
- Pisseta com detergente para lavar as mãos.

Preparo da Enzima

1. Dissolver 50 g de fermento biológico em 250 mL de bicarbonato de sódio 0,15 M.
2. Incubar em banho-maria a 37°C/6 horas, agitando periodicamente.
3. Centrifugar por 20 minutos, a 3.500 rpm.
4. Descartar o precipitado (células) e diluir o sobrenadante de 1:50.
5. Guardar em geladeira e utilizar até dois dias após o preparo.

Preparo do Tampão Acetato 0,05 mol/L, pH 4,7

1. Misturar 150 mL de acetato de sódio 0,05 mol/L com 300 mL de ácido acético 0,05 mol/L.

Preparo da Solução de 3,5-dinitrosalicilato (DNS)

1. Dissolver por aquecimento, 5 g de ácido 3,5-dinitrosalicílico em 100 mL de NaOH 2 mol/L.

2. Dissolver, também por aquecimento, 150 g de tartarato duplo de sódio e potássio ($C_4H_4O_6$.Na.K.$4H_2O$) em 250 mL de água destilada.
3. Misturar as duas soluções e completar o volume para 500 mL com água destilada.

Técnica

1. Separar sete cubetas com absorbância semelhante.
2. Organizar uma bateria com seis tubos de ensaio e identificá-los com números de 1 a 6.
3. Adicionar os reagentes conforme a Tabela 6.1, *lembrando que a enzima é sempre a última a ser adicionada.*
4. Agitar e levar a bateria de tubos ao banho-maria a 25°C/5 minutos.
5. Adicionar 1 mL de solução de 3,5-dinitrosalicilato a cada um dos tubos.
6. Agitar e levar a bateria de tubos para aquecer em banho fervente durante 5 minutos.
7. Agitar e deixar resfriar em banho de gelo por 5 minutos.
8. Adicionar 6,5 mL de água destilada a cada um dos tubos. Agitar.
9. Calibrar o espectrofotômetro a 540 nm com o tubo 1 (branco).
10. Proceder à leitura das absorbâncias dos demais tubos.
11. Anotar os resultados e desenvolver relatório.
12. Utilizar uma curva de calibração já construída para o cálculo das concentrações de glicose.

Tabela 6.1
Esquema para a Elaboração da Cinética Enzimática

Reagentes	Tubos (volume em mL)					
	1	2	3	4	5	6
Tampão acetato	1	1	1	1	1	1
Água destilada	1,3	0,3	0,3	0,3	0,3	0,3
Sacarose (0,01 mol/L)	-	1	-	-	-	-
Sacarose (0,02 mol/L)	-	-	1	-	-	-
Sacarose (0,05 mol/L)	-	-	-	1	-	-
Sacarose (0,1 mol/L)	-	-	-	-	1	-
Sacarose (0,2 mol/L)	-	-	-	-	-	1
Solução de enzima (0,1 mg/mL)	0,2	0,2	0,2	0,2	0,2	0,2
Abs. (540 nm)	0,000					

Resíduo Gerado por Equipe

1. 15 mL de uma solução contendo tampão acetato 0,02 mol/L, pH 4,7 e, aproximadamente, 0,15 mol/L de glicose.

BIBLIOGRAFIA

1. Nelson DL, Cox MM. Lehninger: Princípios de Bioquímica. 3ª ed. São Paulo: Sarvier, 2002.
2. Universidade Federal do Paraná. Departamento de Bioquímica. Bioquímica: aulas práticas. 6ª ed. Curitiba: Ed. da UFPR, 1999.
2. Universidade Federal do Paraná. Setor de Ciências Biológicas. Departamento de Bioquímica. Bioquímica: aulas práticas. 2ª ed. Curitiba: Scientie et Labor, 1988.
3. Universidade Federal do Rio de Janeiro. Departamento de Bioquímica. Cursos práticos em bioquímica. 7ª ed. Rio de Janeiro: Apostila, 1996.
4. Voet D, Voet JG, Pratt CW. Fundamentos de bioquímica. Porto Alegre: Artmed, 2000.

Carboidratos

Capítulo 7

VISÃO GERAL

Os carboidratos representam o grupo de biomoléculas mais abundantes na natureza. Também denominados de sacarídeos, glicídeos, polissacarídeos ou hidratos de carbono, compreendem a base da dieta na maior parte do mundo, podendo chegar a 70% da composição dos macronutrientes ingeridos. Apresentam diferentes funções, entre as quais:

- *energia:* são essencialmente combustíveis para uso imediato dos tecidos (glicose);
- servem de reserva energética e intermediário na formação de ATP (glicogênio, amido);
- formam parte da estrutura do DNA e do RNA (ribose e desoxirribose);

- *estrutural:* parede celular de células bacterianas e vegetais nos tecidos conjuntivos de animais, nos exoesqueletos dos artrópodes (celulose, quitina);
- participam nos processos de reconhecimento de célula a célula;
- agem como lubrificantes das articulações esqueléticas (ácido hialurônico);
- atuam como sinais que determinam o destino metabólico de determinadas moléculas;
- agem como matéria-prima para a síntese de outras biomoléculas.

Os carboidratos dividem-se em *aldoses*, quando o grupo carbonila (CHO) está em uma das extremidades da cadeia, e *cetoses*, quando o grupo carbonila (CHO) não está em uma das extremidades da cadeia. Classificam-se em três categorias: monossacarídeos, oligossacarídeos e polissacarídeos.

MONOSSACARÍDEOS

São compostos sólidos, sem cor, de sabor doce, cristalinos e solúveis em água. Representam os açúcares mais simples e estão sob a forma de aldeídos ou cetonas com um ou mais grupos hidroxila na molécula. O esqueleto carbônico é constituído por uma cadeia carbônica não-ramificada onde todos os átomos de carbono estão ligados por ligações covalentes simples. Exemplos dos monossacarídeos mais comuns incluem a glicose, a frutose, a galactose e a ribose (Fig. 7.1).

```
A    H   O                H      B
      \\//                 |
       C                H—C—OH
       |                   |
    H—C—OH              C=O
       |                   |
    HO—C—H              HO—C—H
       |                   |
    H—C—OH              H—C—OH
       |                   |
    H—C—OH              H—C—OH
       |                   |
      CH₂OH               CH₂OH
```

Fig. 7.1 – Monossacarídeos mais comuns na natureza. A. Glicose. B. Frutose.

OLIGOSSACARÍDEOS

Os oligossacarídeos são formados, normalmente, por até 12 moléculas de monossacarídeos unidos entre si por ligações glicosídicas. Os mais comuns são os dissacarídeos, em que apenas duas moléculas de monossacarídeos são unidas entre si. Exemplos de dissacarídeos incluem a *maltose*, obtida através da hidrólise do amido e utilizada na fabricação de bebidas como cerveja (malte-cerveja) e leite maltado; a *sacarose*, extraída da cana-de-açúcar e da beterraba, é a principal forma na qual o açúcar é transportado das folhas até as demais partes da planta; e a *lactose*, que ocorre, naturalmente, apenas no leite (Fig. 7.2).

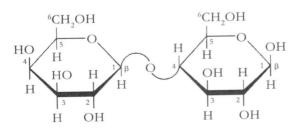

Fig. 7.2 – Estrutura do dissacarídeo lactose.

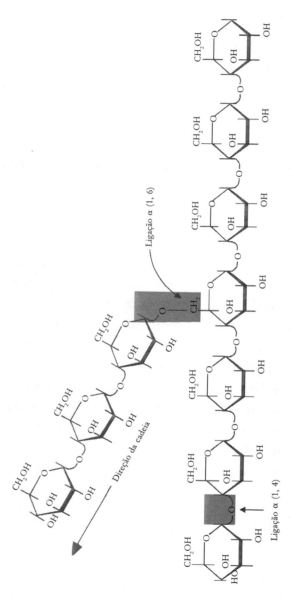

Fig. 7.3 – Estrutura do glicogênio, um polissacarídeo.

POLISSACARÍDEOS

Também chamados de carboidratos complexos, os polissacarídeos são polímeros de monossacarídeos unidos por ligações glicosídicas. Apresentam diferenças em relação às suas unidades monossacarídicas, nos tipos de ligações que as unem, no comprimento das suas cadeias e no grau de ramificação delas. Os tipos de polissacarídeos mais conhecidos incluem o *amido*, sintetizado pela maioria das células vegetais (tubérculos e sementes); o *glicogênio*, principal polissacarídeo de armazenamento de células animais (Fig. 7.3); a *celulose*, substância fibrosa, resistente e insolúvel em água, encontrada na parede celular dos vegetais (troncos, galhos e partes lenhosas), formando a maior parte da massa da madeira; e a *quitina*, principal componente do exoesqueleto dos artrópodes, lagostas e caranguejos.

DETERMINAÇÃO QUANTITATIVA DE CARBOIDRATOS

Existem vários métodos para a determinação quantitativa de carboidratos, baseados principalmente nas suas propriedades redutoras. As aldoses e as cetoses que possuem a hidroxila do carbono anomérico livre são capazes de reduzir soluções alcalinas de determinados compostos, como o ácido 3,5 dinitro salicílico (DNS) e o fenol.

DOSAGEM DE AÇÚCARES REDUTORES PELO MÉTODO DO DNS

Os açúcares redutores (AR) podem ser detectados ou determinados quantitativamente com base em sua oxidação.

74 Bioquímica: Práticas Adaptadas

Os grupos aldeído são oxidados a grupos carboxílicos, em presença de ácido 3,5-dinitrossalicílico. O ácido 3,5-dinitrossalicílico (agente oxidante) é, por sua vez, reduzido a ácido 3-amino-5-nitrossalicílico, que apresenta coloração amarelada. A intensidade da coloração, medida a 540 nm, é proporcional à concentração de açúcar redutor na amostra. A reação que descreve o princípio do método está representada na Fig. 7.4.

O produto obtido da reação demonstrada na Fig. 7.4 é estável e a reação forma 1 mol de 3-amino-5-nitro salicilato por mol de açúcar redutor presente. Portanto, pela intensidade da luz absorvida a 540 nm, pode-se determinar a concentração de açúcar redutor presente na solução.

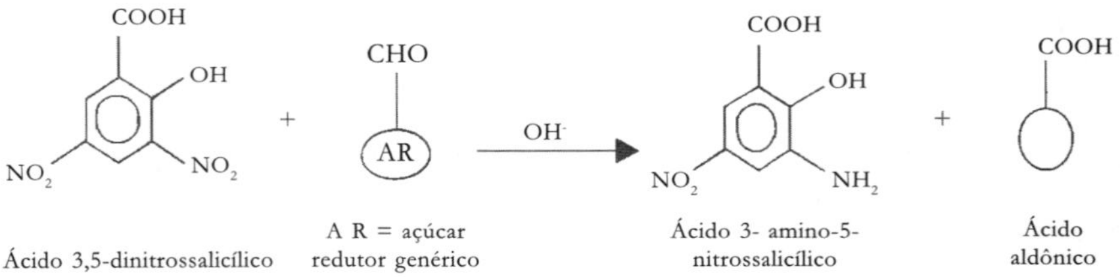

Ácido 3,5-dinitrossalicílico   A R = açúcar redutor genérico   Ácido 3- amino-5-nitrossalicílico   Ácido aldônico

Fig. 7.4 – Redução do ácido dinitrossalicílico pelo açúcar redutor a ácido 3-amino-5-nitrossalicílico, em meio alcalino.

DOSAGEM DE AÇÚCARES REDUTORES PELO MÉTODO FENOL-SULFÚRICO

Esse método é utilizado na determinação de açúcares simples, polissacarídeos e seus derivados incluindo os metil-ésteres com grupos redutores livres. Baseia-se no fato de que os ácidos fortes (ácido sulfúrico) desidratam os carboidratos dando origem a aldeídos cíclicos (furfural ou

Carboidratos 75

derivados), que podem combinar-se com diversos fenóis, formando compostos corados. Esses compostos corados apresentam coloração diretamente proporcional à concentração de açúcares solúveis no meio reativo.

PRÁTICA 10

SEPARAÇÃO DE CARBOIDRATOS POR CROMATOGRAFIA EM CAMADA DELGADA

Introdução

No Capítulo 2 – Técnicas em Bioquímica –, descrevemos um método cromatográfico utilizado para separação de biomoléculas que emprega uma coluna posicionada verticalmente, "empacotada" com uma matriz de sílica gel.

A cromatografia em camada delgada, embora utilize princípios semelhantes ao da prática anterior, difere desta por utilizar, como fase estacionária (matriz), uma fina camada de sílica, disposta sobre uma folha de alumínio ou plástico. A amostra que contém as moléculas a serem separadas é aplicada na extremidade da placa, e esta é colocada em contato com um solvente com função de solubilizar os componentes da amostra e arrastá-los para a extremidade superior da placa, em um procedimento chamado de "corrida cromatográfica". Nessa "corrida", a velocidade de deslocamento de cada molécula difere em função do seu peso molecular e também da sua interação com o solvente. Sendo assim, ao final da corrida, as moléculas terão percorrido diferentes distâncias e estarão separadas umas das outras. O próximo passo é visualizar as amostras sobre a placa. Para isso, é necessário o uso de reativos capazes de colorir as moléculas.

Em bioquímica, quando se deseja estudar determinada substância em uma solução, é preciso antes isolar e purificar essa substância. Atualmente, o isolamento e a purificação dessas substâncias contam com novas técnicas que permitem a separação baseadas na diferença de solubilidade, no estado de ionização, nas propriedades da superfície, no tamanho e no volume celular. Varias técnicas podem ser utilizadas: precipitação isoelétrica, centrifugação, eletroforese, cromatografia, entre outras.

Dentre as diversas técnicas, a cromatografia pode ser definida como uma técnica de fracionamento de substâncias baseada nas diferentes velocidades com que cada uma delas se move através de um meio poroso (fase estacionária), ao serem arrastadas por um solvente em movimento (fase móvel). Dependendo do material empregado, podemos ter cromatografia em colunas, cromatografia em placas e cromatografia em papel.

A cromatografia em papel é utilizada na separação e na identificação de pequenas quantidades de substâncias orgânicas e inorgânicas, como açúcares, aminoácidos, peptídeos e ácidos orgânicos. Nesse tipo de cromatografia, o principal fenômeno responsável pela separação das substâncias é o de partição, na qual as substâncias se distribuem entre as fases móvel e estacionária. Dessa forma, a velocidade de migração será determinada pelo grau de solubilização de cada uma dessas substâncias: quanto mais solúvel na fase móvel, maior será a migração da substância sobre a fase estacionária, que funciona como um suporte inerte, podendo ser constituída de papel (fibras de celulose) ou de gel com porosidade definida.

Objetivo

- Separar uma mistura de carboidratos por cromatografia ascendente em camada delgada.

Material por Equipe

- 1 cuba de cromatografia ascendente contendo mistura solvente.
- 1 comatofolha AL TLC Silicagel 60 F_{254} Merck Cód. 1.05583 de 10 cm x 10 cm.
- 1 eppendorf contendo 1 mL de glicose (G) padrão 1 mg/mL.
- 1 eppendorf contendo 1 mL de frutose (F) padrão 1 mg/mL.
- 1 eppendorf contendo 1 mL de melezitose (M) padrão 1 mg/mL.
- 1 eppendorf contendo 1 mL de sacarose (S) padrão 1 mg/mL.
- 1 eppendorf contendo 1 mL de lactose padrão 1 mg/mL.
- 1 eppendorf contendo 1 mL de uma mistura de glicose, frutose, melezitose, sacarose e lactose, todos na concentração de 1 g/L.
- 10 mL de solução reveladora.
- 7 ponteiras de 0,1 mL.
- 1 frasco para descarte.
- 1 frasco contendo um sistema para borrifar a cromatofolha.
- Papel toalha.
- Pisseta com detergente para lavar as mãos.

Preparo da Mistura Solvente*

- Misturar 36 mL de clorofórmio + 42 mL de ácido acético + 6 mL de água, permanecendo a proporção de 6:7:1 (v/v/v).
- Homogeneizar e manter tampado na cuba.

Preparo da Mistura de Açúcares*

1. Dissolver 0,1 g de cada açúcar e completar para 100 mL de água destilada:

- *glicose:* $C_6H_{12}O_6$ (PM = 180,16).
- *frutose:* $C_6H_{12}O_6$ (PM = 180,16).
- *sacarose:* $C_{12}H_{22}O_{11}$ (PM = 342,30).
- *melezitose:* $C_{18}H_{32}O_{16} \cdot H_2O$ (PM = 522,48).
- *lactose:* $C_{12}H_{22}O_{11} \cdot H_2O$ (PM = 360,32).

Preparo da Solução Reveladora*

- Dissolver 1 mL de anilina e 1 g de difenilamina em 100 mL de acetona em um frasco escuro.
- Separar 10 mL em um frasco escuro.

Obs.: as soluções "mistura solvente", "mistura de açúcares" e "solução reveladora" devem ser preparadas um dia antes da prática.

Técnica

1. Cuidado para não tocar na cromatofolha. Segurar pelas extremidades.

2. Na cromatofolha, marcar com lápis (suavemente) seis pontos eqüidistantes aproximadamente 1,5 cm das bordas e entre si, conforme Fig. 7.5.
3. Utilizando somente a ponteira de 0,1 mL, aplicar uma gota (aproximadamente 2 µL) de glicose-padrão, no primeiro ponto.
4. Repetir o procedimento anterior para os pontos seguintes utilizando os outros açúcares-padrão. O último ponto deverá ser reservado para a mistura de açúcares.
5. *Não se esquecer de marcar a seqüência colocada.*
6. Secar rapidamente sobre uma placa de aquecimento a 100°C até a mancha desaparecer.

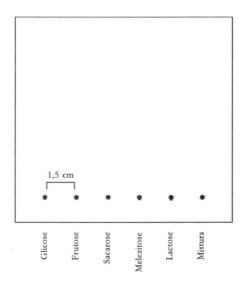

Fig. 7.5 – Esquema representando localização dos pontos para aplicação da amostra.

80   Bioquímica: Práticas Adaptadas

7. Com cuidado, colocar a cromatofolha na cuba de cromatografia já contendo a mistura solvente.

8. Tampar a cuba e deixar até que o solvente alcance aproximadamente 1 cm da borda da cromatofolha (40 a 50 minutos).

9. Enquanto corre a cromatografia, adicionar 1 mL de ácido ortofosfórico 85% no frasco contendo 10 mL de solução reveladora. *Efetuar esse procedimento na cabine de segurança química com o exaustor ligado.*

10. Passado o tempo suficiente de corrida, retirar a cromatofolha e secá-la sobre uma placa de aquecimento a 100°C.

11. Com o auxílio de um borrifador, pulverizar sobre a cromatofolha a solução reveladora já contendo o ácido ortofosfórico.

12. Aquecer a cromatofolha a 100°C até surgirem as manchas (bandas).

13. Observar a posição da mancha em cada coluna onde foi adicionado o açúcar-padrão, relacionando-as com a última coluna, que representa o ponto da mistura de açúcares.

Resíduos Gerados por Equipe

- 80 mL de uma solução contendo ácido acético, clorofórmio e água na proporção de 6:7:1 (v/v/v).
- 1 cromatofolha de sílica gel tamanho 10 cm x 10 cm.
- 10 mL de uma solução contendo 10,2 g/L de anilina e 10 g/L de difenilamina em acetona.

Carboidratos 81

PRÁTICA 11

Determinação da Concentração de Glicose pelo Método GOD/POD

Introdução

A glicose é um carboidrato monossacarídeo do tipo aldohexose distribuída amplamente na natureza. Sua importância encontra-se no fato de essa molécula funcionar como o principal combustível da maioria dos organismos vivos. No organismo humano, a glicose livre encontra-se dissolvida no plasma, onde sua concentração normal, que pode variar de 70 a 100 mg/dL, reflete o equilíbrio do metabolismo de carboidratos do organismo.

A medida da concentração de glicose em meios de cultivo, extratos celulares e no plasma sangüíneo é uma prática normal em bioquímica. Para sua determinação, pode-se utilizar o método enzimático colorimétrico da glicose-oxidase (GOD) – peroxidase (POD). Nesse método, a glicose é oxidada enzimaticamente pela enzima GOD a ácido glicônico e peróxido de hidrogênio, como demonstrado na equação seguinte:

$$Glicose + O_2 + H_2O \xrightarrow{GOD} Ácido\ glicônico + H_2O_2$$

O peróxido de hidrogênio formado reage com a 4-aminoantipirina e o fenol, sob ação catalisadora da peroxidase, através de uma reação oxidativa de acoplamento formando uma antipirilquinonimina vermelha, conforme equação a seguir. A intensidade de cor é proporcional à concentração da glicose na amostra.

$$2\ H_2O_2 + 4\text{-}Aminoantipirina + fenol \xrightarrow{POD} Antipirilquinonimina + 4H_2O$$

Um importante fator a ser considerado na medida quantitativa da concentração de soluções é o erro inerente aos procedimentos experimentais. Dessa forma, aconselha-se realizar o experimento em replicatas, para que o erro experimental possa ser mensurado.

Objetivo

- Determinar a concentração de glicose em uma amostra com concentração desconhecida, utilizando o método enzimático da glicose oxidase/peroxidase (GOD/POD).

Material por Equipe

- Espectrofotômetro.
- Agitador para tubos.
- Banho-maria a 37°C, com grade para 20 tubos de 10 mL;
- 1 *kit* para determinação da glicose através de método enzimático, contendo:

    - *reagente GOD-POD:* solução estabilizada de glicose--oxidase e peroxidase (GOD/POD).
    - solução de 4-aminoantipirina 300 µmol/L.
    - tampão 100 mmol/L pH 7,4.
    - solução de fenol 1 mmol/L e azida sódica 15 mmol/L.
    - padrão de glicose a 100 mg/dL.

- 1 macropipetador.
- 10 pipetas de vidro de 2 mL.
- 1 pipeta automática de 100 ou 200 µL.

- Ponteiras para a pipeta automática de 100 ou 200 μL.
- 1 tubo contendo 18 mL do reagente GOD-POD. O tubo deve estar tampado e envolto em papel alumínio para proteção da luz.
- 8 tubos de 10 mL.
- 1 frasco para descarte.
- 10 cubetas de acrílico de 1,5 mL.
- Papel toalha.
- Pisseta com detergente para lavar as mãos.

Técnicas

1. Separar dez cubetas com absorbância semelhante.
2. Organizar uma bateria com oito tubos de ensaio e identificá-los como sendo: branco (B), padrão (P), amostra 1 (A_1), duplicata (B_1), amostra 2 (A_2), duplicata (B_2).
3. Adicionar os reagentes conforme a Tabela 7.1, *lembrando que a amostra é sempre a última a ser adicionada* (*atenção com os volumes*).
4. Agitar e levar a bateria de tubos ao banho-maria a 37°C/15 minutos.
5. Após 15 minutos, agitar e proceder à leitura em espectrofotômetro a 505 nm, *não se esquecendo de zerar o espectrofotômetro com o branco (B)*.
6. Calcular a concentração de glicose em mg/dL utilizando a equação:

$$Glicose = (Abs.\ amostra/Abs.\ padrão) \times 100$$

7. O resultado da medição é linear até 400 mg/dL. Quando for obtido valor $\geq$ 400 mg/dL, diluir a amostra e realizar nova medição.

Tabela 7.1
Esquema para Condução do Experimento

Reagentes	Tubos					
	B	P	A_1	B_1	A_2	B_2
GOD/POD (mL)	2	2	2	2	2	2
Padrão (µL)	-	20	-	-	-	-
Amostra SD_1 (µL)	-	-	20	20	-	-
Amostra SD_2 (µL)	-	-	-	-	20	20
H_2O (µL)	20	-	-	-	-	-
Abs. (505 nm)	-					
Concentração (mg / dL)		100				

Resíduos Gerados por Equipe

- 18 mL de uma solução contendo solução estabilizada de glicose-oxidase e peroxidase (GOD/POD).
- Solução de 4-aminoantipirina 300 µmol/L.
- Solução de fenol 1 mmol/L e azida sódica 15 mmol/L.

PRÁTICA 12

CRESCIMENTO CELULAR DE *S. cerevisiae* EM AEROBIOSE E ANAEROBIOSE

Introdução

A glicose é o principal combustível dos organismos vivos. Quando é absorvida por uma célula que se encontra na presença de oxigênio (aerobiose), é convertida pela via glicolítica a duas moléculas de piruvato. Estas, por sua vez, são totalmente oxidadas a CO_2 e a H_2O no ciclo de Krebs, gerando 38 moléculas de ATP. No entanto, se a glicose é absorvida por uma célula de levedura como a *Sacharomyces cerevisiae* que se encontra na ausência de oxigênio (anaerobiose), o piruvato gerado é reduzido a acetaldeído e, posteriormente, convertido em etanol e CO_2, em um processo denominado *Fermentação*. Nessas condições, apenas duas moléculas de ATP são geradas (Fig. 7.6).

Ao observar o número de ATPs gerados em condições de aerobiose e anaerobiose, pode-se concluir que a levedura em anaerobiose necessitará consumir muito mais glicose para alcançar o mesmo crescimento alcançado em condições de aerobiose. Esse fenômeno é chamado de Efeito Pasteur, por ter sido observado pela primeira vez em células de levedura por Louis Pasteur.

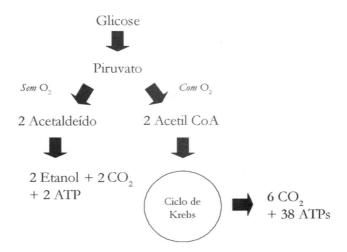

Fig. 7.6 – Metabolismo da glicose em aerobiose e anaerobiose.

Objetivo

- Verificar o aumento do número de células, o consumo de glicose e a produção de etanol em condições de aeração e não aeração de *S. cerevisiae*.

Material por Equipe

- Espectrofotômetro.
- Agitador para tubos.
- Estufa para frascos erlemmeyer com controle de agitação (180 rpm/25° C).
- 2 frascos erlenmeyer de 100 mL contendo 35 mL de meio de cultivo YED – Extrato de levedura 1%; Glicose 1% – já esterilizado.
- 1 placa de Petri contendo a levedura *S. cerevisiae*.
- 1 alça de platina.
- 2 pipetas automáticas de 5.000 μL.
- 1 pipeta automática de 1.000 μL.
- 1 caixa de ponteiras de 1.000 μL.
- 40 ponteiras de 5.000 μL estéreis.
- 10 filtros *sep pack*.
- 10 cubetas.
- 1 grade contendo 13 tubos de 10 mL.
- 1 frasco para descarte.
- Papel toalha.
- Pisseta com detergente para lavar as mãos.

Técnicas

1. Separar dez cubetas com absorbância semelhante.

2. Identificar os frascos erlenmeyers contendo o meio de cultivo já esterilizado da seguinte forma: "aerado" e "não-aerado". Incluir, na identificação, o nome/número da equipe.

3. Inocular quatro alçadas da levedura contida na placa de Petri, no frasco erlenmeyer identificado como "aerado". Repetir o procedimento para o frasco identificado como "não-aerado". *Todo procedimento de inoculação deverá ser realizado próximo ao bico de bunsen ou em cabine de segurança biológica.*

4. Agitar os frascos de cultivo ("aerado" e "não-aerado") e retirar duas alíquotas de 2 mL de cada frasco, colocando-as em tubos de ensaio separados e devidamente identificados (A e B).

5. Incubar o frasco "aerado" em incubadora a 180 rpm/25°C. Marcar a hora.

6. Incubar o frasco "não-aerado" a 25°C em repouso. Marcar a hora.

7. Agitar cada tubo contendo a amostra e transferir, aproximadamente, 1,3 mL de amostra diretamente para a cubeta.

8. Proceder às leituras das absorbâncias de suspensão celular utilizando comprimento de onda de 570 nm e água destilada como branco. Essa primeira retirada de amostras deverá ser marcada como tempo zero (t = 0), anotando-se os valores obtidos nas Tabelas 7.2 e 7.3, de acordo com o tipo de cultivo.

9. Após 5 horas de cultivo, retirar uma alíquota do meio de cultivo do frasco "aerado" e "não-aerado" e diluir 1:5.

88 Bioquímica: Práticas Adaptadas

10. Transferir, aproximadamente, 2 mL da amostra diluída para uma cubeta e fazer a leitura da absorbância a 570 nm, zerando o equipamento com água.

11. Anotar os valores nas Tabelas 7.2 e 7.3 e calcular a concentração celular utilizando a seguinte equação:

$$\textit{Concentração celular} = [(Abs. - 0,0778) \, / \, 0,803] \times \textit{diluição } (g/L)$$

12. Retirar outra alíquota de 2 mL de ambos os frascos e transferir para frascos eppendorff.

13. Centrifugar a 10.000 rpm/10 minutos.

14. Transferir o sobrenadante para outro eppendorff e descartar as células.

15. Filtrar 1,5 mL dos 2 mL contidos no frasco eppendorff em filtros *sep pack* e armazenar o filtrado em frascos para HPLC, congelando-os para posterior medida da concentração de etanol.

16. Congelar os 0,5 mL restantes para medir, posteriormente, a concentração de glicose pelo método GOD/POD (Prática 11).

Resíduo Gerado por Equipe

- 70 mL de meio contendo, aproximadamente, 2 g/L de *E. coli*.

Tabela 7.2
Crescimento Celular Aerado

Amostra	Abs (570 nm)	Amostra (mL)	Água (mL)	Diluição (vezes)	X = [(Abs. − 0,0778) / 0,803] x diluição (g/L)
t_0A					
t_0NA					
T_5A					
T_5NA					

Tabela 7.3
Crescimento Celular Não Aerado

Amostra	Abs (570 nm)	Amostra (mL)	Água (mL)	Diluição (vezes)	X = [(Abs. − 0,0778) / 0,803] x diluição (g/L)
t_0A					
t_0NA					
T_5A					
T_5NA					

BIBLIOGRAFIA

1. Champe PC, Harvey RA, Ferrier DR. Bioquímica Ilustrada. 3ª ed. Porto Alegre: Artes Médicas Sul, 2006.
2. Devlin TM. Manual de bioquímica com correlações clínicas. 6ª ed. São Paulo: Edgard Blucher, 2007.
3. Dubois M, Gilles KA, Hamilton JK, Rebers PA, Smith F. Colorimetric Method form Determination of Sugars and Related Substances. Nature 1956; 28(3):350-56.
4. LABTEST. Instruções de uso de GLICOSE PAP Liquiform, 2002.
5. Miller GL. Use of dinitrosalicylic acid reagent for determination of reducing sugar. Analytical Chemistry 1959; 31(3):426-28.
6. Nelson DL, Cox MM. Lehninger Princípios de Bioquímica. 3ª ed. São Paulo: Sarvier, 2002.
7. Silva RN, Monteiro VN, Alcanfor JDX, Assis EM, Asquieri ER. Comparação de métodos para a determinação de açúcares redutores e totais em mel. Ciênc Tecnol Aliment 2003; 23(3):337-41.
8. Tortora GJ, Funke BR, Case LL. Microbiologia. 6ª ed. Porto Alegre: Artes Médicas Sul, 2000.
9. Universidade Federal do Paraná. Departamento de Bioquímica. Bioquímica: aulas práticas. 6ª ed. Curitiba: Ed. da UFPR, 1999.
10. Universidade Federal do Rio de Janeiro. Departamento de Bioquímica. Cursos práticos em bioquímica. 7ª ed. Rio de Janeiro: Apostila, 1996.

Lipídeos

Capítulo 8

VISÃO GERAL

Os lipídeos são um grupo heterogêneo de substâncias que, apesar de quimicamente diferentes entre si, apresentam a característica de serem insolúveis ou pouco solúveis em água e solúveis em solventes orgânicos. Tal característica ocorre devido à baixa polaridade dessas moléculas, por isso não se associam com a água.

A maioria dos lipídeos contém ou é derivada de ácidos graxos, uma das classes dos lipídeos. Devido à sua insolubilidade em soluções aquosas, os lipídeos corporais geralmente são encontrados compartimentalizados, como no caso de lipídeos associados à membrana e a gotículas de triacilglicerol nos adipócitos ou transportados pelo plasma associados a determinadas proteínas (lipoproteínas).

Divididos em sete classes: ácidos graxos, triacilgliceróis, fosfolipídeos, esfingolipídeos, vitaminas (A, D, E, K), esteróides e glicolipídeos, estão presentes em diversas estruturas, desempenhando muitas funções biológicas importantes nos organismos vivos.

ÁCIDOS GRAXOS

São ácidos carboxílicos constituídos de cadeias hidrocarbonadas de quatro a 36 átomos de carbono (Fig. 8.1) e representam uma importante fonte de energia para as células. São considerados anfipáticos por apresentarem uma extremidade polar (hidrofílica) e uma extremidade apolar (hidrofóbica).

Em temperatura ambiente (25°C), os ácidos graxos saturados de 12 a 24 átomos de carbono possuem consistência cerosa, ao passo que os ácidos graxos insaturados do mesmo

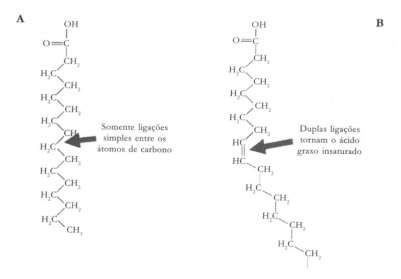

Fig. 8.1 – Dois tipos de ácidos graxos. A. Ácido graxo saturado, ácido palmítico. B. Ácido graxo insaturado, ácido oléico.

comprimento são líquidos oleosos. Dessa forma, o ponto de fusão dos ácidos graxos insaturados é menor do que o dos ácidos graxos saturados.

TRIACILGLICERÓIS

Os triacilgliceróis atuam como combustíveis de reserva para o organismo. São formados por uma molécula de glicerol unida por uma ligação fosfodiéster a três ácidos graxos e constituem os lipídeos mais simples formados de ácidos graxos (Fig. 8.2). A maioria dos triacilgliceróis é formada por três tipos diferentes de ácidos graxos, que podem ser saturados e insaturados.

Os triacilgliceróis são armazenados em células especializadas dos vertebrados (adipócitos) e nas sementes de muitas plantas, fornecendo energia e precursores biossintéticos na germinação da semente. Nos seres humanos, os adipócitos que formam o tecido adiposo

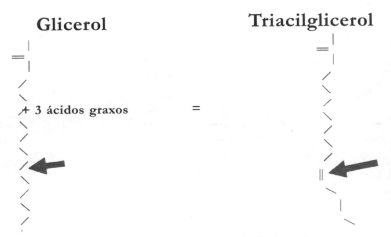

Fig. 8.2 – Estrutura de um triacilglicerol.

ocorrem sobre a pele, na cavidade abdominal e nas glândulas mamárias.

Pessoas obesas podem ter de 15 a 20 kg de triacilgliceróis depositados nos adipócitos, quantidade que garante o suprimento de energia para o desenvolvimento de diversas atividades durante meses. Os adipócitos e as sementes em germinação contêm lipases que degradam os triacilgliceróis em ácidos graxos para serem utilizados como fonte de energia em diversas funções do organismo.

Fosfolipídeos, Esfingolipídeos, Glicolipídeos e Esteróides

Caracterizados como lipídeos de membrana (Fig. 8.3), os fosfolipídeos, os esfingolipídeos, os glicolipídeos e os esteróides possibilitam uma barreira à membrana celular, impedindo a passagem de moléculas polares e íons. Os *fosfolipídeos* são

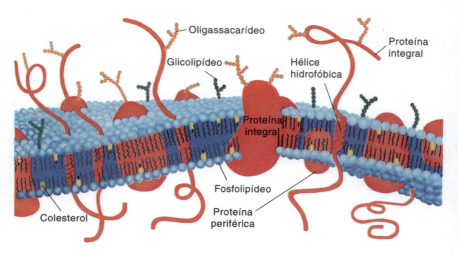

Fig. 8.3 – Modelo do mosaico fluido para membranas biológicas.

exemplos clássicos de moléculas anfipáticas e constituem o principal componente lipídico das membranas celulares.

Os *esfingolipídeos* não contêm glicerol, mas um álcool aminado de cadeia longa, a esfingosina, e são particularmente abundantes no sistema nervoso. Os *glicolipídeos* são carboidratos ligados a um grupamento álcool de um lipídeo e, na maioria dos casos, o açúcar ligado é a glicose ou a galactose. O cerebrosídeo, um exemplo de glicolipídeo, é encontrado em células nervosas e, no cérebro, está nas membranas celulares.

A classe de *esteróides* compreende compostos com várias e diferentes funções com base na mesma estrutura geral: um sistema de anéis fundidos contendo três anéis de seis átomos e um contendo cinco átomos de carbono. Entre os esteróides mais importantes para o organismo humano, destacam-se os hormônios sexuais progesterona e testosterona e o esteróide colesterol, presente apenas em animais. O colesterol é precursor de outros esteróides, da vitamina D_3 e outras moléculas, mas, certamente, é mais conhecido por estar relacionado com o desenvolvimento da aterosclerose, uma condição em que depósitos de lipídeos bloqueiam vasos sangüíneos e levam a doenças cardíacas.

PRÁTICA 13

CARACTERIZAÇÃO DE LIPÍDEOS

Introdução

Como comentado anteriormente, diferente do que ocorre com as demais classes de biomoléculas, os lipídeos não possuem uma estrutura química comum. O agrupamento de moléculas na classe dos lipídeos ocorre unicamente pelo fato de essas moléculas serem pouco solúveis em água e solúveis em compostos orgânicos apolares. A classe mais simples de lipídeos, os ácidos graxos, apresenta algumas características que podem ser identificadas em laboratório, como a capacidade de formar sabões, a capacidade emulsificante, a halogenação e a rancificação.

Quando os ácidos graxos são aquecidos em presença de uma solução alcalina de hidróxido de sódio ou potássio, ocorre a formação de sais de ácidos graxos denominados sabões (Fig. 8.4).

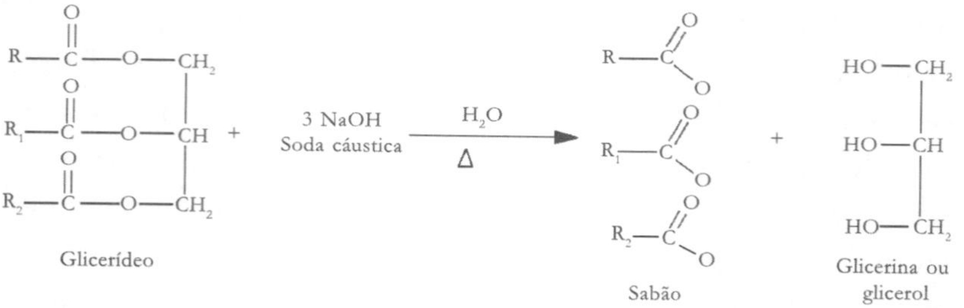

Fig. 8.4 – Reação de formação de sabões.

Os sabões de sódio ou potássio são solúveis em água porque os íons encontram-se dissociados em solução aquosa e apresentam detergência ou capacidade de emulsificação. Quando os sabões encontram gordura na solução, formam-se micelas que orientam seus pólos hidrofílicos (grupos carboxila ionizados) para a solução aquosa, ao passo que as caudas hidrocarbônicas apolares orientam-se para a gordura da solução. A partícula de gordura mantém-se, então, "presa" na micela, formando uma emulsão (Fig. 8.5).

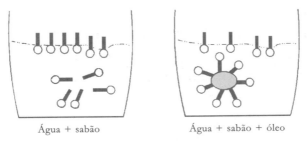

Fig. 8.5 – Micela formada pelos sais de ácidos graxos e a gordura da solução.

Outra característica dos ácidos graxos é a possibilidade de fixar halogênios em suas duplas ligações. A reação com o iodo (Fig. 8.6), em função da coloração formada, pode ser utilizada para medir o grau de insaturação da molécula (índice de Hübl).

Fig. 8.6 – Reação de halogenação com o iodo.

Objetivos

- Extrair óleo vegetal de semente de soja.
- Demonstrar a formação de sabões solúveis e insolúveis a partir de óleo vegetal.
- Demonstrar a capacidade emulsificante dos lipídeos.
- Demonstrar a fixação de halogênios nas ligações duplas dos ácidos graxos.

Material por Equipe

- Banho-maria a 50°C.

- Balança analítica.
- 1 frasco contendo 25 mL de acetona.
- 1 becker contendo 10 g de soja moída e seca.
- 1 placa de aquecimento e agitação magnética.
- Papel filtro comum.
- 1 funil de vidro.
- 1 becker de 50 mL para receber o filtrado.
- 2 mL de óleo de soja comercial.
- 1 becker de 100 mL contendo quatro a cinco pérolas de porcelana e uma barra magnética.
- 1 becker de 100 ml contendo 50 mL de água.
- 2 pipetas de 5 mL.
- 1 bastão de vidro.
- 10 mL de solução alcoólica de NaOH 10 g/dL.
- 6 tubos de ensaio de 20 mL.
- 2 mL de HCl concentrado.
- 2 mL de cloreto de cálcio 100 g/L.
- 2 mL de cloreto de sódio 350 g/L.
- 2 mL de lugol.
- 2 mL de solução de amido 10 g/L.
- 1 frasco para descarte.
- Papel toalha.
- Pisseta com detergente para lavar as mãos.

Preparo da Solução Alcoólica de NaOH

1. 1 volume de NaOH 40% e um volume de etanol 95%.
2. Preparar 50 mL por aula prática.

Técnicas

Obtenção de Óleo Vegetal a Partir de Semente de Soja

1. Adicionar 25 mL de acetona ao becker contendo 10 g de soja moída e seca.
2. Agitar durante 5 minutos.
3. Filtrar em papel filtro comum em um becker de peso conhecido.
4. Evaporar o filtrado em banho-maria a 50°C com agitação constante até a liberação da acetona.
5. Pesar o resíduo amarelo e oleoso e calcular o rendimento da extração.

Saponificação

1. Em um becker de 100 mL contendo as pérolas de porcelana e a barra magnética, adicionar 2 mL de óleo de soja e 10 mL de solução de potassa alcoólica.
2. Aquecer na chapa de aquecimento, com agitação contínua, até completa saponificação.
3. Anotar o resultado.
4. Acrescentar 20 mL da água destilada e agitar até completa dissolução do sabão.

Estabilização de uma Emulsão

1. Numerar dois tubos de ensaio de 20 mL e proceder conforme a Tabela 8.1.
2. Agitar vigorosamente ambos os tubos.
3. Observar e anotar os resultados.
4. Deixar em repouso durante 10 minutos.
5. Anotar os resultados comparando com os resultados do item 2.

Tabela 8.1 Esquema para a Estabilização de uma Emulsão		
	Volumes (mL)	
Reagentes	Tubo 1	Tubo 2
Óleo de soja	0,5	0,5
Água destilada	10	-
Solução de sabão obtida na técnica "saponificação"	-	10

Precipitação de Ácidos Graxos por Ácidos Fortes

1. Em um tubo de ensaio de 20 mL acrescentar 2 mL da solução de sabão e cinco gotas de HCl concentrado.
2. Misturar por agitação e deixar em repouso por 10 minutos.
3. Anotar o resultado.

Precipitação de Sabões de Cálcio

1. Em um tubo de ensaio de 20 mL, acrescentar 2 mL da solução de sabão e cinco gotas de $CaCl_2$ 100 g/L.
2. Misturar por agitação e deixar em repouso por 10 minutos.
3. Anotar o resultado.

Precipitação por Excesso de Eletrólitos (Efeito do Íon Comum)

1. Em um tubo de ensaio de 20 mL, acrescentar 2 mL da solução de sabão e cinco gotas de NaCl 350 g/L.
2. Misturar por agitação e deixar em repouso por 10 minutos.
3. Anotar o resultado.

Tabela 8.2		
Esquema para Reação de Fixação de Iodo		
	Volumes (mL)	
Reagentes	Tubo 1	Tubo 2
Óleo de soja	5	-
Água destilada	-	5
Lugol	10	10

Fixação do Iodo

1. Numerar dois tubos de ensaio de 20 mL e proceder conforme a Tabela 8.2.
2. Aquecer em banho-maria fervente até o desaparecimento da cor.
3. Deixar esfriar em temperatura ambiente e adicionar três gotas da solução de amido.
4. Observar e comparar os resultados obtidos em ambos os tubos.

Resíduos Gerados por Equipe

- 9 g de semente de soja sem lipídeos.
- Aproximadamente 30 mL de solução de sabão de sódio.

PRÁTICA 14

DETERMINAÇÃO DA CONCENTRAÇÃO DO COLESTEROL TOTAL NO SORO

Introdução

Devido à sua característica apolar, os lipídeos não podem alcançar os tecidos na forma livre, e para circularem no sangue precisam apresentar estrutura especial, passível de transporte em meio aquoso. Para solucionar esse problema, as gorduras se associam a determinadas proteínas e se dispõem em arranjo molecular em que a parte externa se torna hidrofílica. Esses agregados de lipoproteínas incluem as lipoproteínas de muito baixa densidade (VLDL), as lipoproteínas de densidade intermediária (IDL), as lipoproteínas de baixa densidade (LDL) e as lipoproteínas de alta densidade (HDL), além dos quilomícrons, que representam o grande veículo da gordura dos alimentos.

Essas lipoproteínas que circulam no sangue carregam a gordura gerada principalmente a partir da dieta. Quando os níveis sangüíneos das lipoproteínas em circulação estão alterados, ocorre a dislipidemia.

Se os níveis de lipoproteínas estiverem acima dos valores de referência, essa alteração metabólica lipídica é denominada hiperlipidemia e, se estiverem abaixo, denomina-se hipolipidemia. Se essas ações resultarem de ações medicamentosas ou forem conseqüências de alguma doença de base (hipotireoidismo, diabetes, obesidade, alcoolismo, anticoncepcionais), são consideradas dislipidemias secundárias. Todas as outras formas são ditas primárias. Os valores elevados de colesterol, principalmente o colesterol ligado às LDL, são um dos mais importantes fatores de risco para o desenvolvimento da doença arterial coronariana. Segundo a classificação laboratorial da III Diretrizes Brasileira sobre Dislipidemias e Diretriz de Prevenção da Aterosclerose do Departamento de Aterosclerose da Sociedade Brasileira de Cardiologia (Sociedade Brasileira de Cardiologia 2001), os valores de referência em jejum são descritos na Tabela 8.3.

Tabela 8.3
Valôres de Referência, em Jejum, para Colesterol Total, HDL-c, LDL-c e Triglicerídeos

Variáveis	Valores de Referência (mg/dL)	Categoria
Colesterol total	< 200	Ótimo
	200 a 239	Limítrofe
	≥ 240	Alto
HDL-c	< 40	Baixo
	> 60	Alto
LDL-c	< 100	Ótimo
	100 a 129	Desejável
	130 a 159	Limítrofe
	160 a 189	Alto
	≥ 190	Muito alto
Triglicerídeos	< 150	Ótimo
	150 a 200	Limítrofe
	200 a 499	Alto
	≥ 500	Muito alto

Fonte: Sociedade Brasileira de Cardiologia, 2001.

Na prática química, a análise laboratorial dos lípides sangüíneos é feita através da dosagem bioquímica, em mg/dL. O colesterol total é determinado de acordo com as seguintes reações:

$$\text{Ésteres do colesterol} \rightarrow \text{Colesterol} + \text{Ácidos graxos}$$

$$\text{Colesterol} + O_2 \rightarrow \text{Colest-4-em-ona} + H_2O_2$$

$$2\ H_2O_2 + \text{Fenol} + \text{4-Aminoantipirina} \rightarrow \text{Antipirilquinonimina} + 4\ H_2O_2$$

Os ésteres de colesterol são hidrolisados pela colesterol esterase a colesterol livre e ácidos graxos. O colesterol livre é oxidado pela colesterol oxidase a colest-4-em-ona e peróxido de hidrogênio. Na presença de peroxidase e peróxido de hidrogênio, o fenol e a 4-aminoantipirina são oxidados, formando antipirilquinonimina, que tem absorvidade máxima em 500 nm. A intensidade da cor vermelha formada na reação final é diretamente proporcional à concentração do colesterol na amostra.

Objetivo

- Determinar a concentração de colesterol total no soro através de método enzimático.

Material por Equipe

- Espectrofotômetro.
- Agitador para tubos.
- Banho-maria a 37°C com grade para 20 tubos de 10 mL.
- 1 *kit* para determinação do colesterol total através de método enzimático, contendo:
  - *reagente:* tampão 50 mmol/L pH 7,4.
  - solução de fenol 24 mmol/L, colato de sódio 500 μmol/L, azida sódica 15 mmol/L, solução de 4-aminoantipirina 500 μmol/L, colesterol esterase ≥ 250 U/L, colesterol oxidase ≥ 250 U/L e peroxidase ≥ 1000 U/L.
  - padrão de colesterol a 200 mg/dL e azida sódica 15 mmol/L.
- Soro controle obtido junto ao fornecedor do kit.

Lipídeos   105

- 1 macropipetador.
- 5 pipetas de vidro de 2 mL.
- 1 pipeta automática de 100 µL.
- 1 caixa com de 100 µL.
- 1 tubo contendo 13 mL do reagente. O tubo deve estar envolto em papel alumínio, com tampa e identificado como *reagente.*
- 6 tubos de 10 mL.
- 1 frasco para descarte.
- 2 caixas de cubetas de plástico de 1 mL.
- Papel toalha.
- Pisseta com detergente para lavar as mãos.

* Preparo da Amostra

- O professor deverá diluir o soro controle em concentração de sua escolha, a qual deverá ser descoberta pelos alunos

Técnica

1. Separar dez cubetas com absorbância semelhante.
2. Organizar uma bateria com oito tubos de ensaio e identificá-los como sendo: branco (B), padrão (P), amostra 1 (A_1), duplicata (B_1), amostra 2 (A_2), duplicata (B_2).
3. Adicionar os reagentes conforme a Tabela 8.4, *lembrando que a amostra é sempre a última a ser adicionada (atenção com os volumes).*
4. Agitar e levar a bateria de tubos ao banho-maria a 37°C/15 minutos.
5. Após 15 minutos, agitar e proceder à leitura em espectrofotômetro a 505 nm, *não se esquecendo de zerar o espectrofotômetro com o branco (B).*

Tabela 8.4
Esquema para Condução do Experimento

Reagentes	Tubos					
	B	P	A$_1$	B$_1$	A$_2$	B$_2$
GOD/POD (mL)	2	2	2	2	2	2
Padrão (µL)	-	20	-	-	-	-
Amostra 1 (µL)	-	-	20	20	-	-
Amostra 2 (µL)	-	-	-	-	20	20
H$_2$O (µL)	20	-	-	-	-	-
Abs (505 nm)	-	-	-	-	-	-
Concentração (mg/dL)		200				

6. Calcular a concentração de glicose em mg/dL utilizando a equação:

$$Colesterol = (Abs\ amostra/Abs\ padrão) \times 200$$

- O resultado da medição é linear até 500 mg/dL. Quando for obtido valor $\geq$ 500 mg/dL, diluir a amostra com NaCl 150 mmol/L e realizar nova medição.

Resíduos Gerados por Equipe

- 4 mL de reagente.
- 4 mL de um complexo formado por reagente + padrão de colesterol.
- 8 mL de um complexo formado por reagente + amostra (soro-padrão).

BIBLIOGRAFIA

1. Campbell MK. Bioquímica. 4ª ed. Porto Alegre: Artes Médicas Sul, 2006.
2. Devlin TM. Manual de bioquímica com correlações clínicas. 6ª ed. São Paulo: Edgard Blucher, 2007.
3. LABTEST. Instruções de uso de COLESTEROL Liquiform, 2002.
4. Nelson DL, Cox MM. Lehninger: Princípios de Bioquímica. 3ª ed. São Paulo: Sarvier, 2002.
5. Remião JOR, Siqueira AJS, Azevedo AMP. Bioquímica: Guia de aulas práticas. Porto Alegre: EDIPUCRS, 2003; 214 p.
6. Sociedade Brasileira de Cardiologia. III Diretrizes Brasileiras sobre Dislipidemias e Diretriz de Prevenção da Aterosclerose do Departamento de Aterosclerose da

Sociedade Brasileira de Cardiologia. Arq Bras Cardiol 2001; 77(suplemento III):1-48.

7. Universidade Federal do Paraná. Bioquímica. Aulas práticas. 6ª ed. Curitiba: Editora UFPR, 1999; 178 p.

Ácidos Nucléicos

Capítulo 9

VISÃO GERAL

Um dos aspectos mais notáveis dos organismos é sua capacidade de reprodução e, conseqüentemente, de repasse da informação genética. Excetuando-se alguns tipos de vírus, em todos os organismos vivos, a biomolécula responsável pelo armazenamento da informação genética é o ácido nucléico DNA – ácido desoxirribonucléico. Mas não é somente o DNA que participa da transferência dessa informação genética. Existem duas outras biomoléculas essenciais nesse processo: o ácido ribonucléico (RNA) e as proteínas. Essas três biomoléculas constituem o chamado *Dogma Central da Biologia*, que demorou vários séculos para ser desvendado e só apenas em 1958 foi elucidado (Fig. 9.1).

Tal dogma afirma que o DNA é o responsável por armazenar a informação genética, transferida com o auxílio do RNA e expressa por meio das proteínas. Ou seja, a proteína

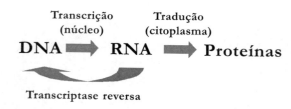

Fig. 9.1 – Dogma central da biologia molecular.

que confere a cor dos olhos, por exemplo, foi construída com base na informação genética contida no DNA e transferida dos pais para os filhos após a fecundação.

Essa capacidade de os ácidos nucléicos manterem e transmitirem a informação de forma eficiente é devido à sua estrutura química. A molécula de DNA possui elevada estabilidade química e capacidade para codificar grandes quantidades de informações usando um código simples de quatro letras, o Código Genético.

Os ácidos nucléicos (DNA e RNA) são macromoléculas formadas por subunidades repetidas chamadas nucleotídeos (Figs. 9.2 e 9.3), os quais são unidos através de ligações fosfodiéster, formando uma fita de comprimento variado. Os nucleotídeos, que possuem a característica de serem estáveis em uma ampla faixa de pH, são constituídos de três estruturas:

- *uma base nitrogenada*: existem duas classes de bases nitrogenadas: as purinas e as pirimidinas. As principais purinas são guanina e adenina, e as principais pirimidinas são citosina, uracila e timina. Uracila é, geralmente, encontrada só em RNA, e timina, só em DNA;
- *um açúcar do tipo pentose*: as pentoses podem ser de dois tipos: ribose, presente apenas nas moléculas de RNA, e desoxirribose, presente apenas nas moléculas de DNA;
- *um grupo fosfato*: PO_4.

Ácidos 111

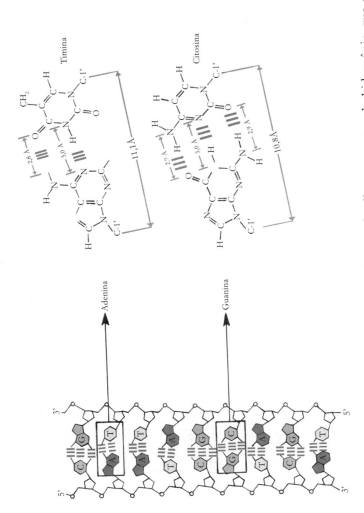

Fig. 9.2 – Estrutura da molécula de DNA mostrando, em detalhe, as pontes de hidrogênio que unem as bases nitrogenadas.

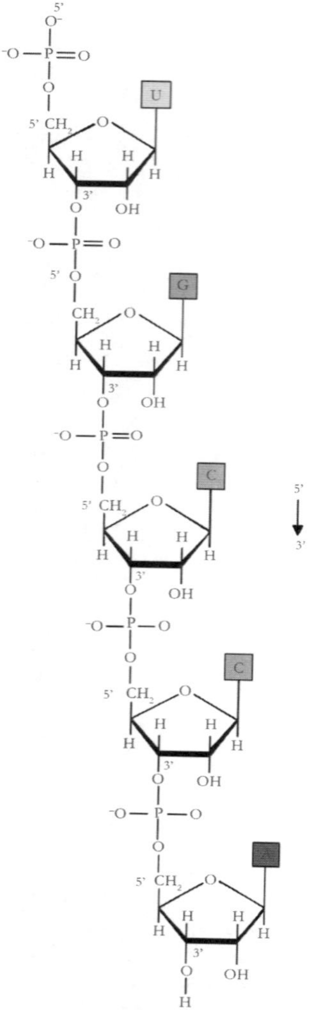

Fig. 9.3 – Estrutura da molécula de RNA.

O DNA é relativamente estável em soluções aquosas próximo do pH neutro, o que o torna adequado para o armazenamento da informação genética em longo prazo. Ao contrário, o RNA é mais suscetível à hidrólise. A separação das fitas de

DNA pode ser estudada elevando-se a temperatura de uma solução. Em temperaturas relativamente baixas, poucos pares de bases são rompidos. Em temperaturas elevadas, as fitas de DNA se separam e adquirem uma conformação em espiral aleatória. A esse processo dá-se o nome de *desnaturação*.

PRÁTICA 15

EXTRAÇÃO DE DNA DE *ESCHERICHIA COLI*

Introdução

Os ácidos nucléicos (DNA e RNA) são polímeros de nucleotídeos responsáveis pela informação genética e que comandam a síntese de proteínas nas células. Os nucleo--tídeos, formados pela união de um grupo fosfato, uma pentose e uma base nitrogenada, unem-se através de uma ligação fosfodiéster para formar longas cadeias de DNA (fita de DNA). Uma das fitas de DNA pareia-se com sua fita complementar, formando uma estrutura de dupla fita denominada α-hélice. Essa estrutura de α-hélice é mantida por uma série de interações, como: pontes de hidrogênio entre as bases das fitas complementares, interações de empilhamento (dipolo-dipolo) entre as bases da mesma fita e interações iônicas dos grupos fosfato carregados negativamente, que se mantêm voltados para fora da hélice por serem altamente hidrofílicos.

O principal responsável pela solubilidade do DNA em água é o grupo fosfato, embora essa solubilidade dependa do tamanho da cadeia e da composição em bases nitrogenadas. Tanto a solubilidade em água e a insolubilidade em álcoois como o etanol e o isopropanol são características fundamentais para se extrair o DNA das células.

Objetivo

- Extrair o DNA de *E. coli*.

Material por Equipe

- Banho-maria a 60° a 70°C.
- 1 caixa de isopor pequena contendo gelo picado ou em cubos.
- Agitador para tubos.
- 1 tubo de ensaio contendo 5 mL de meio de cultivo para *E. coli*.
- 1 tubo de ensaio contendo 5 mL de uma cultura de *E. coli* crescida durante 24 horas.
- 1 tubo contendo 1,5 mL de solução de dodecil sulfato de sódio (SDS) 10%.
- 5 tubos de ensaio contendo 20 mL de etanol comercial;
- 1 bastão de vidro fino.
- 1 pipeta de 1 mL.
- 1 pipeta de 10 mL.
- 1 macropipetador.
- 1 frasco para descarte.
- Papel toalha.
- Pisseta com detergente para lavar as mãos.

Técnica

1. Agitar suavemente o tubo contendo a cultura de *E. coli* para que as células sejam ressuspensas.

2. Adicionar a cada tubo (com e sem *E. coli*) 500 µL da solução contendo 10% de SDS e misturar o conteúdo até ficar homogêneo.
3. Incubar os tubos em banho-maria a uma temperatura entre 60° a 70°C, durante 15 minutos.
4. Após 15 minutos, resfriar os tubos em banho de gelo até a temperatura ambiente.
5. Gotejar lentamente 6 a 10 mL de etanol 95% em cada tubo. O *etanol não deve ser misturado na solução*, mas formar uma nova fase. O DNA é insolúvel em etanol, de modo que precipita na junção das duas fases. A precipitação do DNA deve ser lenta, e com a agitação rotatória do tubo deverá ser possível visualizar, na interfase entre o meio de cultura e o etanol, uma massa branca de material que irá se comportar como algodão em suspensão.
6. Retirar o DNA enrolando-o em um bastão de vidro.

Resíduo Gerado por Equipe

- 31 mL de uma solução contendo 3,2 g/L de SDS, 61,2% de etanol, 1,6 g/L de peptona de carne, 0,97 g/L de extrato de levedura e células mortas de *E. coli*.

PRÁTICA 16

EXTRAÇÃO DE DNA DE CEBOLA

Introdução

Apesar de os princípios básicos serem os mesmos, existem várias técnicas para a extração de DNA. Em atividades de laboratório para ensino deve-se dar preferência às técnicas que utilizem reagentes menos tóxicos e que gerem menores quantidades de resíduos.

Objetivo

- Extrair o DNA de cebola.

Material por Equipe

- Banho-maria a 60° a 70°C.
- 1 caixa de isopor pequena contendo gelo picado ou em cubos.
- 1 filtro de café.
- 1 suporte para o filtro.
- 1 cebola grande.
- 2 beckers de 250 mL.
- 1 frasco contendo 20 mL de detergente em gel.
- 1 colher de sopa de sal.
- 1 ralador.
- Solução de lise.
- 1 frasco contendo 100 mL de etanol gelado.
- 1 bastão fino de vidro.
- 1 macropipetador.
- 1 frasco para descarte.
- Papel toalha.
- Pisseta com detergente para lavar as mãos.

Preparo da Solução de Lise

1. Em um becker de 250 mL colocar 20 mL de detergente em gel.

2. Adicionar uma colher de sopa de sal.
3. Adicionar 80 mL de água destilada *quente*. Homogeneizar.

Técnica

1. Aquecer 80 mL de água destilada no banho-maria, a 60° a 70°C.
2. Ralar a cebola.
3. Preparar a solução de lise.
4. Transferir a cebola ralada para o becker contendo os 100 mL de solução de lise. Homogeneizar bem.
5. Depois de homogeneizado, aguardar 10 minutos.
6. Após 10 minutos, colocar o becker contendo o homogeneizado no isopor contendo o gelo e aguardar até esfriar a solução.
7. Após esfriar, filtrar a solução com o auxílio do filtro de café utilizando o becker limpo.
8. No becker contendo a solução filtrada, adicionar lentamente, pela parede do frasco, o mesmo volume de etanol gelado. O *etanol não deve ser misturado na solução*, mas formar uma nova fase. O DNA é insolúvel em etanol, de modo que precipita na junção das duas fases. Nesse momento, será possível visualizar, na interfase entre a solução e o etanol, uma massa branca de material.
9. Retirar o DNA enrolando-o em um bastão de vidro.

Resíduos Gerados por Equipe

- Aproximadamente 100 mL de uma solução contendo 20 mL de detergente, uma colher de sopa de sal e uma cebola ralada.

- Aproximadamente 30 mL de uma solução contendo detergente, sal, cebola ralada e etanol comercial.

BIBLIOGRAFIA

1. Campbell MK. Bioquímica. 3ª ed. Porto Alegre: Artmed, 2000.
2. Devlin TM. Manual de bioquímica com correlações clínicas. 6ª ed. São Paulo: Edgard Blucher, 2007.
3. Universidade Federal do Paraná. Departamento de Bioquímica. Bioquímica: aulas práticas. 6ª ed. Curitiba: Editora da UFPR, 1999.
4. Loreto ELS, Sepel LMN. Cadernos de Biologia Molecular e Celular: atividades experimentais e didáticas de Biologia Molecular e Celular. 2ª ed. São Paulo: Sociedade Brasileira de Genética, 2003.
5. Nelson DL, Cox MM. Lehninger: Princípios de Bioquímica. 3ª ed. São Paulo: Sarvier, 2002.

Índice Remissivo

A

Acetato, 26
   de chumbo, 49
   de sódio, 26

Acetona, 81

Ácido(s), 19, 91
   acético, 19, 26, 46
   aldônico, 74
   aspártico, 33
   carbônico, 24
   desoxirribonucléico, 109
   3,5-dinitrosalicílico, 65
   fortes, 25
   fracos, 25
   glicônico, 81
   glutâmico, 33
   graxos, 40, 91, 92

120 Bioquímica: Práticas Adaptadas

hialurônico, 70
nucléicos, 109-118
  extração de DNA de cebola, 115
    preparo da solução de lise, 116
    técnica, 117
  extração de DNA de *Escherichia coli*, 113
  visão geral, 109
ribonucléico, 109
sulfúrico, 74
tricloroacético, 47

Açúcar(es)
mistura de, preparo de, 78
redutores, dosagem de, pelo método, 73
  do dinitro salicílico, 73
  fenol-sulfúrico, 74
tipo pentose, 110

Adenina, 110

Aerobiose, 84
crescimento celular de *S.cerevisiae* em, e anaerobiose, 84

Agitador, 27
magnético, 27, 37
para tubos, 86

Água destilada, 51

Alanina, 32
curva de titulação da, 36
estrutura da, em pH 1, 35

Alcoolismo, 102

Aldohexose, 81

Aldoses, 70

Amido, 69, 73

Aminoácidos, 31-38
  apolares, 32
  curva de titulação da glicina, 35
  estrutura, 31
  propriedades iônicas dos, 34
  que compõem as proteínas e sua classificação, 34
4-aminoantipirina, 104
Amônio, sulfato de, 43
Anaerobiose, crescimento celular de *S. cerevisiae* em aerobiose e, 84
Antipirilquinonimina, 103
Arginina, 33
Asparagina, 33
Atividade enzimática, teste da, 61
Azul de bromofenol, 17
  soluções de, 14

B

Balão volumétrico, 3
Becker, 3, 19, 27
Beer, lei de, 10
Biomolécula, 12
Bioquímica, 1-8, 9-21
  laboratório de, 1-8
    manuseio de frascos e equipamentos, 5
    principais frascos utilizados em, 3
    visão geral, 1
  técnicas em, 9-21
    determinação do espectro de absorção de corantes e

122 Bioquímica: Práticas Adaptadas

construção de uma curva-padrão, 13
espectrofotometria, 9
fracionamento, 12
fracionamento molecular por cromatografia, 18
Biureto, 53
reação do, 61
reagente, preparo do, 51, 60
Bromofenol, azul de, 17
soluções de, 14

C

Cálcio, precipitação de sabões de, 100
Calor, desnaturação da enzima pelo, 62
Carboidratos, 69-90
crescimento celular de *S. cerevisiae* em aerobiose e
anaerobiose, 84
determinação, 73
da concentração de glicose pelo método glicose-oxidase/
peroxidase, 81
quantitativa de, 73
monossacarídeos, 70
oligossacarídeos, 71
polissacarídeos, 73
separação de, por cromatografia em camada delgada, 75
objetivo, 77
preparo da mistura, 78
de açúcares, 78
solvente, 78
preparo da solução reveladora, 78

visão geral, 69

Carbono, hidratos de, 69

Carboxilato, 34

Caseína, 45
   preparo da solução-padrão de, 46

Catálise, 39

Cebola, extração de DNA de, 115
   preparo da solução de lise, 116
   técnica, 117

Células de manto-de-viúva, 18

Celulose, 73

Centrífuga, 64

Chumbo, acetato de, 49

Ciclo de Krebs, 85

Cinética enzimática, 56
   esquema de elaboração da, 67

Cisteína, 33

Citosina, 110

Código genético, 110

Colesterol total, determinação da concentração do,
   no soro, 101

Complexo biureto-caseína, 52

Complexo enzima-substrato, 56

Constante de Michaellis-Menten, 57

Corantes, 13
   determinação do espectro de absorção de, e construção de
   uma curva-padrão, 13
   uso de, 14

124 Bioquímica: Práticas Adaptadas

Crescimento celular de *S. cerevisiae* em aerobiose e
anaerobiose, 84

Cromatografia, 12, 78
de interação hidrofóbica, 12
de troca iônica, 12
em camada delgada, 75
fracionamento molecular por, 18
separação de carboidratos por, em camada delgada, 75
objetivo, 77
preparo da mistura, 78
de açúcares, 78
solvente, 78
preparo da solução reveladora, 78

D

Desnaturação, 113

Diabetes, 102

Difenilamina, 80

Diluição, esquema da, 7

3,5-dinitrosalicilato, solução de, preparo da, 65

Dislipidemia, 102

DNA, extração de, 113
de cebola, 115
preparo da solução de lise 116
técnica, 117
de *Escherichia coli*, 113

Doenças cardíacas, 95

E

Efeito, 85
  do íon comum, 100
  Pasteur, 85
Elastina, 39
Eletroforese, 76
Emulsão, estabilização de uma, 99
Ensaio, tubo de, 3
  visualização do menisco em, 4
Enzima(s), 56-68
  caracterização de, 58
    material por equipe, 59
    objetivos, 59
    preparo do reagente biureto, 60
    técnicas, 60
  cinética enzimática, 56
  desnaturação da, pelo calor, 62
  especificidade da, 62
  influência da concentração de substrato na velocidade da
    reação, 63
    material por equipe, 64
    objetivo, 64
    preparo, 65
      da enzima, 65
      da solução de 3,5-dinitrosalicilato, 65
      do tampão acetato 0,05 mol/L, pH 4,7, 76
    resíduo gerado por equipe, 68
    técnica, 66
  invertase beta-frutofuranosidase, 63
  reação do biureto, 61
  teste da atividade enzimática, 61
  visão geral, 56

126   Bioquímica: Práticas Adaptadas

Eppendorff, frascos, 19

Equação de Henderson-Hasselbalch, 24, 26

Equipamentos, frascos e, utilizados em laboratório de bioquímica, 5

Erlenmeyer, 3

Escherichia coli, extração de DNA de, 113

Esfingolipídeos, 91, 95

Especrofotômetro, funcionamento de um, 12

Espectro eletromagnético, 11

Espectrofotometria, 7, 9
    fracionamento, 12

Espectrofotômetro, 5, 50

Esteróides, 91, 95

Etanol, 19, 86, 115

Extrato de *Tradescantia*, 20

F

Fenilalanina, 32

Fenol, 73

Fermentação, 85

Fibroína, 39

Fluidos biológicos, importância do pH nos, 24-29
    controle e a equação de Henderson-Hasselbalch, 24
    efeito da solução-tampão, 26
    visão geral, 24

Folhas de manto-de-viúva, 19

Forças de Van der Walls, 41

Fosfolipídeos, 91, 94

Fracionamento molecular por cromatografia, 18

Frascos, 3, 19
  eppendorff, 19
  equipamentos e, utilizados em laboratório de bioquímica, 3
    manuseio de, 5
    principais, 3
  utilizados em laboratório de bioquímica, uso dos, 6
  espectrofotometria, 7
  exercício de diluição, 6

Frutose, 70

G

Galactose, 70

Glicídeos, 69

Glicina, 33, 36
  curva de titulação da, 35

Glicogênio, 69, 73
  estrutura do, 72

Glicolipídeos, 92, 94

Glicose, 70
  determinação da concentração de, pelo método
    glicose-oxidase/peroxidase, 81

Glutamina, 33

Guanina, 110

H

Hemoglobina, 24, 40

Henderson-Hasselbalch, equação de, 24, 26

Hidratos de carbono, 69

Hidróxido de sódio, 96

Hiperlipidemia, 102

Hipoclorito de sódio, 3

Hipolipidemia, 102

Hipotireoidismo, 102

Histidina, 33

Hübl, índice de, 97

I

Índice de Hübl, 97

Insulina, 39

Iodo, fixação do, 101

Íon hidrogênio, 25

Ispleucina, 32

K

Krebs, ciclo de, 85

L

Laboratório de bioquímica, 1-8 manuseio de frascos
equipamentos, 5
principais frascos utilizados em, 3
visão geral, 1

Lactose, 78

Lambert, lei de, 10

Lei, 10
  de Beer, 10
  de Lambert, 10

Leucina, 32

Ligação, 40
  chave-fechada, 56
  peptídica, 40

Lipídeos, 91-108
  ácidos graxos, 92
  caracterização de, 95
    objetivos, 97
    preparo da solução alcoólica de NaOH, 98
    técnicas, 99
  determinação da concentração do colesterol total
    no soro, 101
  esfingolipídeos, 94
  esteróides, 94
  fosfolipídeos, 94
  glicolipídeos, 94
  triacilgliceróis, 93

Lipoproteínas, 91
  de alta densidade, 102
  de densidade intermediária, 102
  de muito baixa densidade, 102

Lisina, 33

M

130   Bioquímica: Práticas Adaptadas

Macropipetador(es), 5, 19, 27, 51

Manto-de-viúva, células de, 18

Melezitose, 78

Membrana tilacóide, 18

Menisco, visualização do, em tubo de ensaio, 4

Metabolismo da glicose em aerobiose e anaerobiose, 85

Metil orange, 18

Metionina, 32

Método(s), 73
do dinitro salicílico, dosagem de açúcares redutores pelo, 73
enzimático colorimétrico da glicose-oxidase, 81
fenol-sulfúrico, dosagem de açúcares redutores pelo, 74
glicose-oxidase/peroxidase, determinação da concentração
de glicose pelo, 81

Michaellis-Menten, constante de, 57

Mistura, 78
de açúcares, preparo da, 78
solvente, preparo da, 78

Moléculas de diferentes polaridades e pesos moleculares, 18

Monossacarídeos, 70

N

NaOH, solução alcoólica de, preparo da, 98

O

Obesidade, 102

Oligossacarídeos, 71

P

Parafilm, 46

Pasteur, efeito, 85

Pentose, açúcar tipo, 110

pH, importância do, nos fluidos biológicos, 24-29
    controle e a equação de Henderson-Hasselbalch, 24
    efeito da solução-tampão, 26
    visão geral, 24

Pipeta(s), 5, 27
    automática, 5, 27
    de vidro, 6
    Pasteur, 19

Polissacarídeos, 69, 73

Ponto isoelétrico, 35

Prolina, 32

Proteínas, 39-54
    aminoácidos que compõem as, e sua classificação, 34
    determinação da concentração de, 49
      material por equipe, 50
      objetivo, 50
      preparo, 51
        da solução-padrão de caseína, 51
        do reagente biureto, 51
      resíduo gerado por equipe, 52
      técnica, 52
    funções, estrutura e classificação, 39
    níveis de organização estrutural das, 42
    trabalhando com, 41
      material por equipe, 45
      objetivos, 44
      preparo da solução, 46
        de caseína, 46

132   Bioquímica: Práticas Adaptadas

de proteínas, 46
resíduos gerados por equipe, 49
técnicas, 46

Prótons, 25

Proveta, 3

Q

Queratina, 39

Quitina, 73

R

Reação do biureto, 61

Reagente biureto, preparo do, 51, 60

Ribose, 70

S

S. cerevisiae, crescimento celular de, em aerobiose e anaerobiose, 84

Sabões de cálcio, precipitação de, 100

Sacarose, 71

Saponificação, 99

Serina, 33

Sílica, solução de, 19

Sistema bicarbonato-ácido carbônico, 24

Sódio, 3, 96

acetato de, 26

hidróxido de, 96

hipoclorito de, 3

Índice Remissivo 133

Solução alcoólica de NaOH, preparo da, 98

Solução(ões), 14, 46
  de ácido acético, 26
  de azul de bromofenol, 14
  de 3,5-dinitrosalicilato, preparo da, 65
  de sílica, 19
  preparo da, 46
    de caseína, 46
    de proteínas, 46
  reveladora, preparo da, 78

Solução-padrão de caseína, preparo da, 51

Solução-tampão, 24
  efeito da, 26

Soro, determinação da concentração do colesterol total no, 101

Sulfato, 43
  de amônio, 43
  de cobre pentaidratado, 51

T

Tampão acetato 0,05 mol/L, pH 4,7,
  preparo do, 76

Técnicas em bioquímica, 9-21
  determinação do espectro de absorção de corantes e
    construção de uma curva-padrão, 13
  espectrofotometria, 9
    fracionamento, 12
  fracionamento molecular por cromatografia, 18

Teste da atividade enzimática, 61

Timina, 110

Tirosina, 33

Tradescantia purpúrea, 18
  extrato de, 20

Treonina, 33

Triacilgliceróis, 91, 93

Triptofano, 32

Tubo de ensaio, 3
  visualização do menisco em, 4

U

Uracila, 110

V

Valina, 32

Van der Walls, forças de, 41

Z

Zwiterions, 34

Impresso nas oficinas da
SERMOGRAF - ARTES GRÁFICAS E EDITORA LTDA.
Rua São Sebastião, 199 - Petrópolis - RJ
Tel.: (24)2237-3769